ZWILLINGE
das Magazin

Das Mitmach-Magazin für Zwillings- & Drillingseltern

Band 27
Juli/August 2017

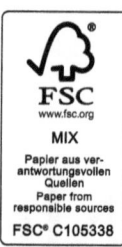

© Marion von Gratkowski
Postfach 40 11 11
D-86890 Landsberg
Tel. 0049-(0)8344-809 95 39
info@twins.de
www.twins.de
Redaktion: Marion von Gratkowski
Titelfoto: Familie Lumpp
Fotos & Texte: Privat
Herstellung & Verlag: BoD - Books on
Demand, Norderstedt
1. Auflage im Juli 2017
ISBN 978-3-7448-6986-7
auch als E-Book

ZWILLINGE - DAS MAGAZIN Ausgabe Juli/August 2017 Nr. 27: 7,99 Euro

Auch als E-Book für 5,99 Euro.

Bestellbar auf www.twins.de
oder im Buchhandel - online & Ladengeschäfte

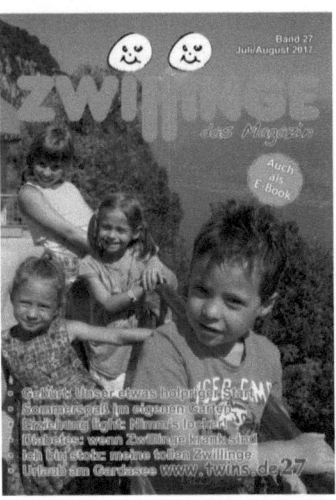

Liebe Leserin, lieber Leser,
liebe Zwillingseltern, liebe Drillingseltern,

wir sind wieder da und freuen uns, Euch die vierte Ausgabe unseres neuen Magazins schicken zu können! Pünktlich. Die voraussichtlichen Versandtermine können Sie immer auf www.twins.de unter der Bestellrubrik „Abonnement" einsehen. Oder auch einfach im Internet auf www.twins.de gucken - da veröffentliche ich den Versandtermin auf der Startseite.

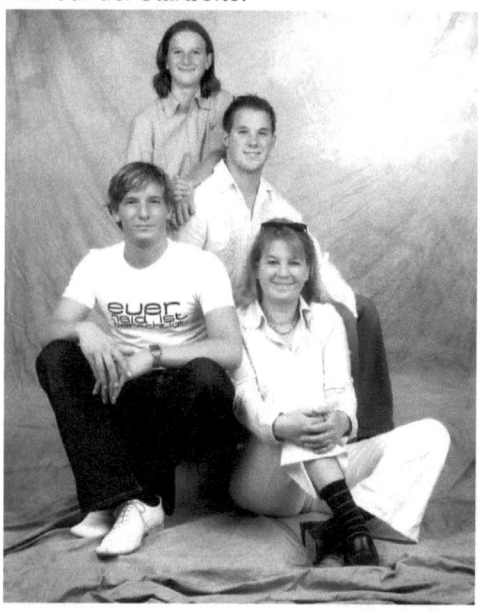

Constantin (von links), Nicolai, Maximilian und Marion von Gratkowski

Was wirklich schade ist, ist, dass wir die Qualität mit dem Druck bei Books on Demand nicht so herbekommen. Viele Fotos haben Streifen - aber, wenn wir die teurere Produktionsart wählen würden, müssten wir das Heft teurer machen.

Der Sommer hält einige Überraschungen für uns bereit. Wenn das Wetter mitspielt, können Sie sicher die Tipps ab Seite 26 nutzen. Schwerpunkt: Spaß mit Wasser. Aber auch das Mobilitätsthema hat uns wieder zwei neue Fahrzeuge beschert: einen flotten Roller für Kinder (Seite 24) oder - falls Sie mehr auf Holz stehen und die Kinder kleiner sind - ein Rutscherauto aus Holz auf Seite 22.

Auch alle anderen Themen kommen hoffentlich gut bei Ihnen an. Und wenn Sie ein Thema vermissen, greifen Sie einfach selbst zu Feder - schreiben Sie einen Beitrag für unsere kleine Zeitschrift. Das Heft, in dem Ihr Beitrag erscheint, erhalten Sie natürlich doppelt, damit später jedes Zwillingskind ein Exemplar davon zur Erinnerung hat.

Wer nicht Abonnent ist und etwas schreibt, bekommt natürlich ebenfalls zwei Hefte oder nur eines und kann sich zusätzlich ein Buch aussuchen (Liste dazu auf www.twins.de).

Ansonsten brauchen wir nicht nur neue Beiträge, sondern auch neue Leser. Wir freuen uns über jeden Neuabonnenten, den Sie für uns werben können. Auch dafür können Sie sich ein Gratisbuch aussuchen. Gern auch aus unserem eigenen Buchprogramm. Auch für uns als Familie hält der Sommer Überraschungen bereit. Unser erstgeborener Zwillingssohn Maximilian und seine Freundin Stephanie heiraten Ende August. Darauf freuen wir uns sehr ... in diesem Sinne ...

Viel Spaß beim Lesen - Ihre/Eure Marion von Gratkowski

ZWILLINGE - DAS MAGAZIN Nr. 28: Was ist darin geplant?

Zu folgenden Bereichen/Themen suchen wir noch Beiträge:

- Schwangerschaft & Geburt
- Stillen/Fläschchen füttern
- Schlaflose Nächte
- Umstellung auf feste Kost (Brei)
- Herbstideen - Basteln, Beschäftigung, Draußen & Drinnen

- Streit, Konkurrenz, enge Verbindung
- Kindergartenstart
- Schule - Trennung oder nicht?
- Urlaubsideen für Herbst & Winter
- Rezepte für das Backen & Kochen mit Zwillingen

Wie Sie Ihre Beiträge schicken können, steht auf Seite 17.

Was finde ich jetzt wo, wenn es hier nicht mehr steht?

- Termine & Veranstaltungen finden Sie ab sofort auf unserer Internetseite www.twins.de
- Eine Übersicht über unser komplettes Buchprogramm finden Sie ebenfalls auf unserer Homepage unter www.twins.de
- Auch all die Hefte der bisherigen Zeitschrift, die man sich noch bestellen kann, sind unter www.twins.de zu finden.
- Neuerungen werden auch auf Facebook auf unserer Seite „zeitschrift zwillinge" oder im Blog www.zwillingemachenkriegenhaben.de bekannt gegeben.

Es lohnt sich also immer, auch einmal einen Blick auf unsere Homepage zu werfen oder einfach den newsletter auf www.twins.de zu abonnieren, da wir Sie dann immer einmal wieder mit unseren Neuerungen bekannt machen.

BEZUGSBEDINGUNGEN

- ZWILLINGE - DAS MAGAZIN löst unsere bisherige Zeitschrift ZWILLINGE ab.
- Erscheinungsweise: zweimonatlich.
- Erscheinungstermine sind: 30. Januar 2017, 27. März 2017, 29. Mai 2017, 31. Juli 2017, 25. September 2017 und 27. November 2017 (unter Vorbehalt) usw.
- Das Magazin kann einzeln oder im Abonnement bezogen werden.
- Einzelhefte kosten 7,99 Euro plus Porto 1,- Euro.
- Abonnements kosten 54,- € befristet auf 1 Jahr; 52,- € fortlaufend bis zur Kündigung eines Tages.
- Abonnements gelten fortlaufend und mindestens 1 Jahr = 6 Hefte.
- Die Kündigung muss schriftlich erfolgen per E-mail an info@twins. de oder per Brief (KEIN Einschreiben!!!) an unsere Adresse:

- ZWILLINGE, Postfach 40 11 11, D-86890 Landsberg am Lech.
- Unser Fax: 0049-(0)8344-809 95 40.
- Einzelhefte und Abonnements müssen vorausbezahlt werden.
- Unsere Bankverbindung: Hypovereinsbank Landsberg, Marion von Gratkowski, IBAN: DE77 7202 0070 6110 3155 60, SWIFT-BIC: HYVEDEMM408
- Zahlung per Paypal geht in Verbindung mit unserer E-mail-Adresse. ABER: **Bitte Gebühren zu Ihren Lasten!**
- Alle Rechte für den Inhalt liegen bei Marion von Gratkowski, Verlag von Gratkowski, Postfach 40 11 11, D-86890 Landsberg.
- Unsere Internetpräsenz: www.twins. de, E-mail: info@twins.de
- Etwas unklar? Rufen Sie mich bitte an: Tel. 08344-809 95 39.

Briefe an die Redaktion

Eigentlich wollten wir die Rubrik „Leserbriefe" weglassen. Aber es wäre doch schade, wenn unsere Leserinnen und Leser keinen Beitrag mehr kommentieren dürften. Also - einigen wir uns darauf, nur zwei Seiten (statt bisher vier) zu veröffentlichen.

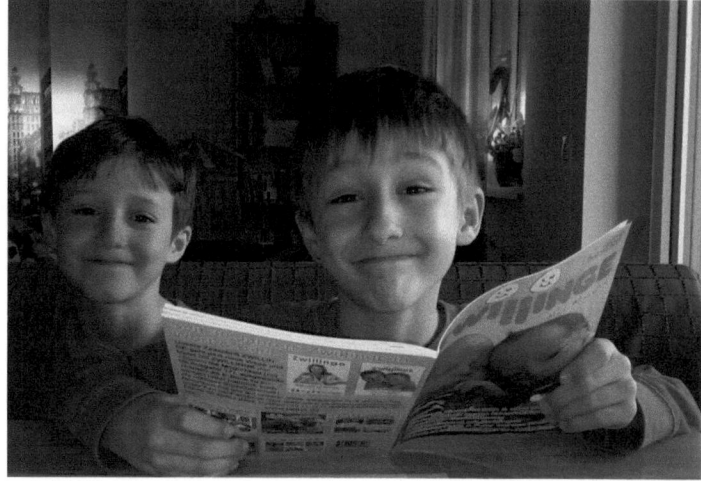

ZWILLINGE - DAS MAGAZIN bleibt auch in der neuen Version Mitbewohner der Bibliothek bei Astrid in Österreich. Die Autorin, die selbst Bücher schreibt (dazu mehr auf Seite 52), ist treue Leserin seit vielen Jahren.

Heute haben wir die neue Ausgabe von ZWILLINGE - DAS MAGAZIN März/April erhalten. Albin (links) und Alexander (rechts) haben mir gleich das Heft weggenommen, haben es gleich durchgeblättert und bei mir ein Osterlamm geordert.

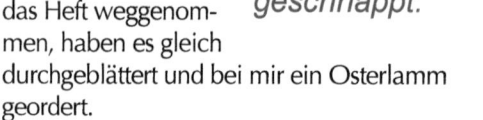

Auch für Zwillinge ist das neue Magazin interessant. Albin und Alexander haben es sich gleich geschnappt.

Meine Jungs blättern interessiert.

Mit Mühe konnte ich das Heft dann doch noch ergattern und die für mich interessantesten Berichte verschlingen, nämlich jenen über die Hochbegabung und über Alleinerziehende mit Zwillingen. Ich habe mich im Vorjahr mit dem Thema über hochbegabte Kinder auseinandergesetzt und hadere immer noch mit einem Test. Ich bin auch noch nicht sicher, ob es mehr Fluch als Segen wäre.

Das neue Magazin darf jedenfalls weiterhin als Mitbewohner die hauseigene Bibliothek bereichern. Beste Grüße - Astrid.

Beitrag „Alleinerziehend" ZWILLINGE Nr. 25) - da kann man froh sein, dass man einen Partner hat.

Die letzte Ausgabe hat mir sehr gut gefallen, so viele spannende Beiträge! Vor allem der Beitrag: Alleinerziehend von Petra L. hat mir sehr imponiert. Alles Liebe und Gute für diese Familie. Danke, dass sie die Zeit gefunden hat, um diesen Bericht zu verfassen!

Ich kann ihr mit der Dreier-Konstellation sehr gut nachfühlen, ich hatte auch ein sehr eifersüchtiges „großes" Kind - das die ganze Wut an mir ausgelassen hat.

Ja, ich war froh, die helfende Hand meines Mannes gehabt zu haben. Respektive zu haben. Viel Energie und Kraft für Petra L. und ihre Kinder. (Christine S.)

Kristine L. hat das neue Heft gleich zu einem Beitrag inspiriert. So soll es sein - Danke!
Am Freitag ist das neue ZWILLINGE-Magazin in unser Haus geflattert. Ich habe es gleich verschlungen und sogar ein Bild von uns entdeckt. Das

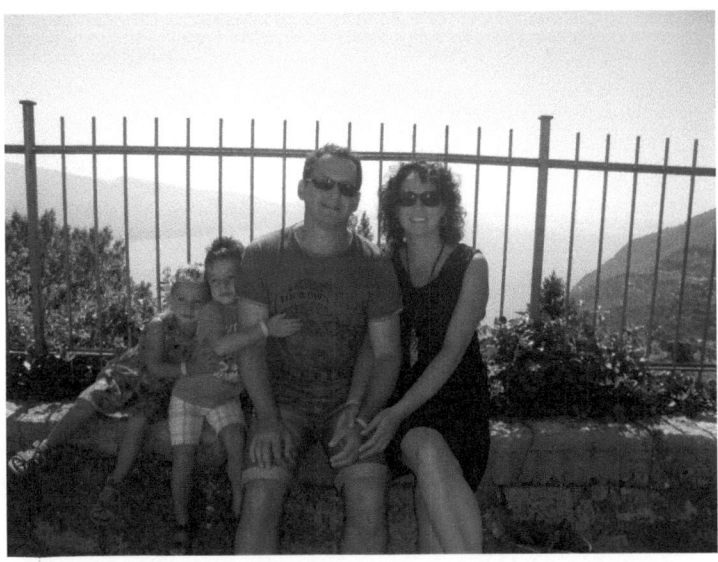

Zwillingsfamilie L. wollte mal was anderes sehen im Urlaub. Da kamen Italien und der Gardasee gerade recht - siehe Titelbild.

hat uns alle so gefreut, dass ich total motiviert bin, jetzt auch einmal einen Bericht zu schreiben und nicht nur Photos zu schicken.

Das sagt die Redaktion: Vielen Dank dafür. Den schönen Urlaubstipp haben wir ab Seite 62 veröffentlicht ... und ein Titelfoto ist auch noch dabei herausgesprungen.

Ein Leben mit Zöliakie - dieser Beitrag aus dem letzten Heft (Nr. 26) hat unsere Leserin Elli K. beeindruckt.
Liebe Redaktion, wenn man den Beitrag über das Leben mit der Stoffwechselerkrankung Zöliakie liest, muss man sagen: „Hut ab!" das ist schon noch etwas anderes, wenn man nicht nur Zwillinge versorgen muss, sondern auch noch zwei Kinder, deren Ernährung besondere Anforderungen an die ganze Familie stellt. Ich finde es schön, dass Ihr auch solche

schwierigen Themen aufgreift und damit Zwillingseltern eine Chance gebt, aus ihrem Alltag mit Hindernissen zu berichten. Wir sind davon nicht betroffen - und da können wir uns glücklich schätzen.

Das meint die Redaktion: Uns war es schon immer wichtig, auch über Themen abseits der „normalen" Überforderung in den Anfangsjahren mit Zwillingen zu berichten. Diesmal lest Ihr ab Seite 32 von einem Zwillingskind, das mit Diabetes leben muss.

Nächstes Heft

ZWILLINGE - DAS MAGAZIN September/Oktober 2017 Nr. 28

kommt voraussichtlich am 25.9.2017 raus!

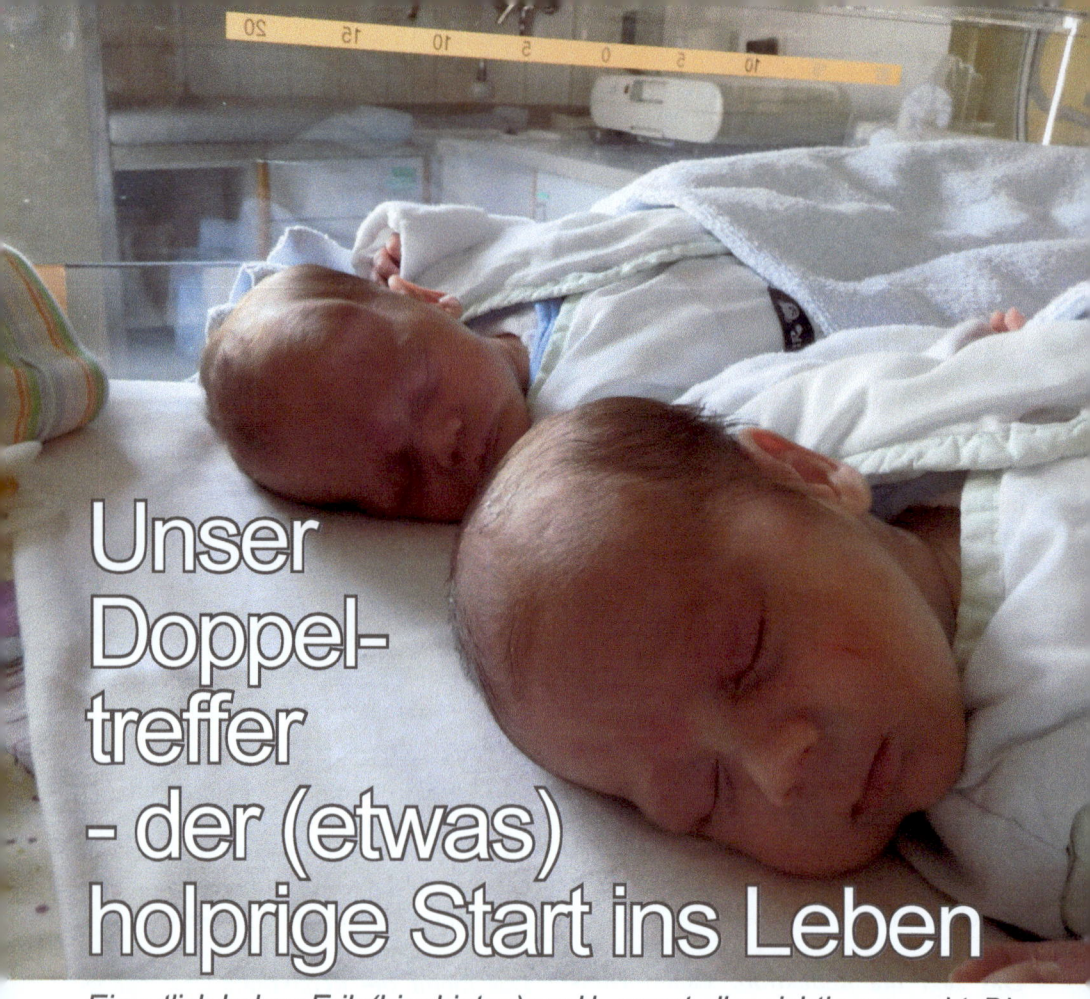

Unser Doppel-treffer - der (etwas) holprige Start ins Leben

Eigentlich haben Erik (hier hinten) und Lennart alles richtig gemacht. Die Schwangerschaft verlief problemlos ... wenigstens bis zu dem Tag, an dem eine beginnende Schwangerschaftsvergiftung festgestellt wurde. Sie wurden dann per Kaiserschnitt in SSW 35 geboren.

Im Jahr 2012 entschieden mein Mann und ich uns, die Pille abzusetzen und die Kinderplanung in Angriff zu nehmen.

Monat um Monat verging und ich wurde einfach nicht schwanger. Es folgten Arztbesuche und das niederschmetternde Ergebnis, dass der Weg zum Kind schwierig werden würde. Also konzentrierten wir uns zunächst auf die Haussuche. Erst das Nest, dann das Küken, dachten wir uns. Wir haben ein wunderschönes Haus gefunden, welches wir mit viel Liebe, Tränen, Eigen-

leistung und jeder Menge Unterstützung von Familie und Freunden saniert haben.

Im Februar 2015 hatte ich ein merkwürdiges Ziehen im Unterleib und Brustschmerzen. Fand ich etwas merkwürdig und hatte aber ein bestimmtes Gefühl, dass ich nicht deuten konnte. Eine Woche später - ich war erst ganz knapp überfällig - machte ich aber einen Schwangerschaftstest. Kaum durchgeführt, wurde er auch gleich positiv. Ich konnte das gar nicht fassen und machte einen zweiten Test. Meinen Mann begrüßte ich, als er von der Arbeit kam, im Flur und hielt ihm sofort zwei positive Tests hoch. Er war völlig „von den Socken" und auch unendlich glücklich. Ich rief bei meinem Frauenarzt an und vereinbarte einen Termin. Es wurde erstmal nur ein Bluttest gemacht, der die Schwangerschaft bestätigte. Ich hatte einen für die kurze Zeit sehr hohen HCG -Wert. Wir wollten nicht warten, daher haben wir der Familie die tollen Neuigkeiten sofort persönlich überbracht. Unsere besten Freunde, die unsere Situation kannten und uns immer unterstützt haben (und das auch heute noch tun), bekamen einen Anruf. Großer Jubel auf allen Seiten.

Zwei Wochen später kam der erste Ultraschall. Da sagte mein Arzt nach endlosen Minuten: „Jaaaa ... ähm, es sind zwei. Und hier sehen Sie zwei kräftig schlagende Herzen und zwei Fruchthöhlen."

Ich fing sofort an, vor Freude zu weinen. Mein Mann war sprachlos, gerührt und freute sich ebenfalls unsagbar doll. Auch hier wurden Familie und Freunde umgehend informiert. Alle freuten sich mit uns über unsere kleinen „Bubbles". Zwei Wochen später war der nächste Ultraschalltermin. Ich war bereits in der 9. Woche (SSW 8+4) Unsere wunderschönen „Bubbles" sahen bereits aus wie kleine „Gummibärchen" und fühlten sich bei mir anscheinend pudelwohl.

Die Schwangerschaft verlief problemlos. Die Kinder, zwei Jungs, wie wir in der 19. SSW erfuhren, gediehen prächtig. Bis auf das häufige starke Ziehen im Mutterleib und eine Miniblutung in der 15. SSW, hatte ich keine Probleme. Allerdings hatte ich die ersten Ödeme bereits in der 21. SSW. Um das Wasser unter Kontrolle zu halten, bekam ich sofort Kompressionsstümpfe. Unangenehm, aber was tut man nicht alles, es gibt ja schlimmeres ... Weil ich immer

häufiger das Dehnen der Mutterbänder spürte und ich durch den Riesenbauch auch nicht mehr lange sitzen konnte, bekam ich, ebenfalls in der 21. SSW ein allgemeines Beschäftigungsverbot.

Der weitere Schwangerschaftsverlauf blieb komplikationslos und ich fing langsam an, alles für unsere beiden Schätze vorzubereiten. Ich verglich Qualitäten und Preise von nützlichen und unnötigen Babyartikeln und durchforstete das Internet. Ich wurde immer runder.

Die Untersuchungen blieben unauffällig, allerdings gaben meine Wassereinlagerungen meinem Frauenarzt etwas zu denken. Trotzdem waren mein Blutdruck und meine Eiweißwerte im Urin immer unbedenklich. Dennoch musste ich ab der 28. SSW alle zwei Wochen zur Kontrolle, mit der Auflage, sofort in der Praxis zu erscheinen, wenn ich mich nicht gut fühle. So langsam wurde die Schwangerschaft anstrengend und der Bauch schwer. Allerdings fühlte ich mich trotz allem immer noch wunderbar und zufrieden.

Dann kam das böse Erwachen. In der 34. SSW (33+1) hatte ich wieder einen Vorsorgetermin. Ich wollte meine Wassereinagerungen noch einmal ansprechen, weil ich den Eindruck hatte, dass sie mehr geworden sind. Da mein Mann in der Arbeit einen Termin hatte, den er nicht schieben konnte - (es war übrigens der einzige Termin, bei dem er nicht dabei sein konnte), nahm ich meinen Vater mit. Meine Mutter war zu diesem Zeitpunkt im Krankenhaus, sollte aber am Folgetag entlassen werden.

Der werdende Opa freute sich auf seine Enkel und ich mich auf ein gemeinsames anschließendes Frühstück. Die Praxis war an diesem Tag sehr voll, so dass ich nur schnell Urin abgeben musste und anstatt zuerst zum CTG, erst zum Doktor rein sollte. Die

Reihenfolge war mir egal, musste ja eh alles gemacht werden. Ich fühlte mich an diesem Tag besser als all die Wochen zuvor und freute mich darauf die Kinder „auszuspionieren". Wir wurden vor das Behandlungszimmer gerufen und warteten auf den Arzt. Es öffnete sich die Tür und mein Arzt sagte nur: „Ich brauche von Ihnen sofort Gewicht und Blutdruck. Danach kommen Sie sofort zu mir in das Sprechzimmer." Ich war total perplex, aber vermutete schon eine Gestose. Da ich mich in Bezug auf Mehrlingsschwangerschaften und ihre möglichen Komplikationen belesen hatte, war das nun kein fremdes Thema für mich.

Beim Wiegen kam heraus, dass ich innerhalb von zwei Wochen acht Kilogramm an Wasser eingelagert hatte. Mein Blutdruck lag bei 180 zu 110. Im Sprechzimmer eröffnete mir mein Arzt, dass ich immens hohe Eiweißausscheidungen im Urin hätte und dass Blutdruck und Gewicht auf eine Präeklampsie, im Volksmund Schwangerschaftsvergiftung, hinweisen.

Er kontrollierte nur schnell, ob die Kinder noch gut versorgt sind, die Plazenten noch sitzen und wies mich an, nur noch meine Tasche zu holen und mich dann umgehend in der Uniklinik zu melden. In unserer Nähe ist die Uniklinik Lübeck das einzige Krankenhaus mit einer angeschlossenen Neonatologie. Er beruhigte mich aber, dass ich in der Schwangerschaft ja schon recht weit sei und dass Kinder, die in dieser Woche geboren werden, wenn überhaupt nur noch „Problemchen" machen, aber keine großen Probleme mehr.

Mit dieser Diagnose standen mein Vater und ich vor der Praxis und mein erster Gedanke war: „Wie sage ich es Christian?" Mein Vater und ich berieten uns und kamen zu dem Schluss, dass ich erst meinen Mann anrufe, ihm alles erkläre und ihn losschicke meine Tasche zu holen. Wir schauten in der Zeit schnell bei meiner Mutter rein und wollten uns dann am Kreißsaal treffen. Das Krankenhaus, in dem meine Mutter lag, war genau gegenüber von meiner Frauenarztpraxis. So verloren wir keine Zeit, aber alle waren informiert.

Mein Mann und ich kamen zeitgleich in der Uniklinik an. Ich klingelte am Kreißsaal und wurde von der Hebamme mit den Worten begrüßt: „Ach ja, Frau F., die Zwillingsmama. Ihr Frauenarzt hat sie schon angekündigt."

Nun kam ich erstmal für eine Stunde ans CTG und wurde anschließend untersucht. Der Muttermund war fest verschlossen, der Gebärmutterhals noch lang und die Kinder noch immer gut versorgt. Trotz meiner schlechten Werte. Ich bekam die Lungenreifespritzen und wurde also stationär aufgenommen. Es folgte Langzeiturin, alle zwei Stunden Blutdruck messen, drei- bis viermal am Tag CTG und zwei- bis dreimal am Tag Ultraschall. Ich fühlte mich sehr gut aufgehoben und versorgt. Die Schwestern und Hebammen waren super nett und machten mir Mut.

Nach zwei Tagen wurde mir eröffnet, dass die Kinder bald geholt werden müssten, weil meine Werte immer grenzwertig seien. Da die Kinder beide in Kopflage lagen, wurde mir angeboten, es mit einer vaginalen Entbindung zu versuchen. Ich war glücklich, es versuchen zu dürfen, hatte damit schon gar nicht mehr gerechnet. Die Oberärztin warnte mich allerdings vor, dass es sein könnte, dass das nichts bringt, weil ich noch so weit vom regulären Geburtstermin entfernt sei und die Kinder eigentlich ja auch noch nicht kommen wollten. Sie war wenig optimistisch, dass die Einleitung funktionieren würde. Ich wollte es aber unbedingt versuchen.

Also musste ich regelmäßig von der Station runter in den Kreißsaal zur Gelgabe. Das war nötig, damit sich der Muttermund öffnet. Der Wehentropf würde noch nichts bringen, weil mein Körper noch so überhaupt nicht auf Geburt eingestellt war. Wir versuchten drei Tage lang einzuleiten und nichts passierte. Ich resignierte und sagte den Ärzten, dass wir bitte weiterhin von Tag zu Tag entscheiden und ich einem Kaiserschnitt zustimmen würde, wenn es soweit wäre, dass die Kinder geholt werden müssen.

Ich wurde von den Kinderärzten aufgeklärt und durfte mir die Neonatologie anschauen, die im gleichen Gebäude untergebracht war. Ich bekam eine Aufklärung über die Spinalanästhesie und unterschrieb schon mal den ganzen Papierkram.

Nach zwei weiteren Tagen, am 15.9.2015 war es dann soweit. Es war die 35. SSW (34+1) und meine Werte wurden so schlecht und die Versorgung der Kinder fing an zu leiden, daher sollte ich nachmittags den Kaiserschnitt bekommen. Ich bekam nochmal eine Stunde ein CTG und eine letzte

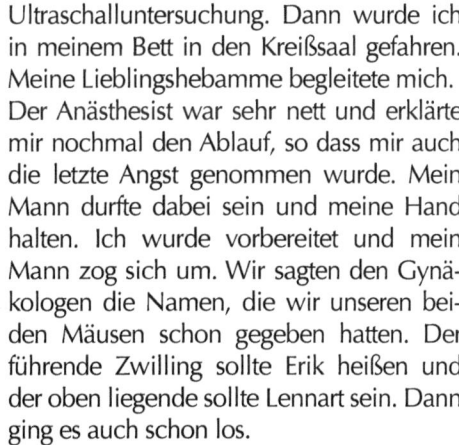

Ultraschalluntersuchung. Dann wurde ich in meinem Bett in den Kreißsaal gefahren. Meine Lieblingshebamme begleitete mich.

Der Anästhesist war sehr nett und erklärte mir nochmal den Ablauf, so dass mir auch die letzte Angst genommen wurde. Mein Mann durfte dabei sein und meine Hand halten. Ich wurde vorbereitet und mein Mann zog sich um. Wir sagten den Gynäkologen die Namen, die wir unseren beiden Mäusen schon gegeben hatten. Der führende Zwilling sollte Erik heißen und der oben liegende sollte Lennart sein. Dann ging es auch schon los.

Alles ging so schnell. Ich merkte ein ständiges Ruckeln und Rackeln und dann sagte der Arzt: „Und hier ist auch schon der erste … Hallo, Erik." Ich konnte es nicht fassen. Der Anästhesist schaute ihn sich an und sagte: „Oha, das ist aber ein stattlicher Bursche für diese Schwangerschaftswoche." Mir wurde er nicht gezeigt, weil er schnell versorgt werden musste.

Nur paar Sekunden später sagte der Arzt: „Und hier ist auch schon der zweite ... Hallo, Lennart." Und dann hörten wir auch schon einen Schrei. Mir liefen die Tränen und ich freute mich, dass meine Kinder gesund zur Welt gekommen sind. Auch hier sagte der Anästhesist: „Noch so ein grosser, stabiler Junge. Donnerwetter, Frau F., viel stehen die beiden von der Größe her reif Geborenen nicht nach."

Mein Mann hielt die ganze Zeit meine Hand und streichelte mir den Kopf. Auch er hatte Tränen in den Augen. Auch in dieser Situation waren wir mal wieder ein unschlagbares Team.

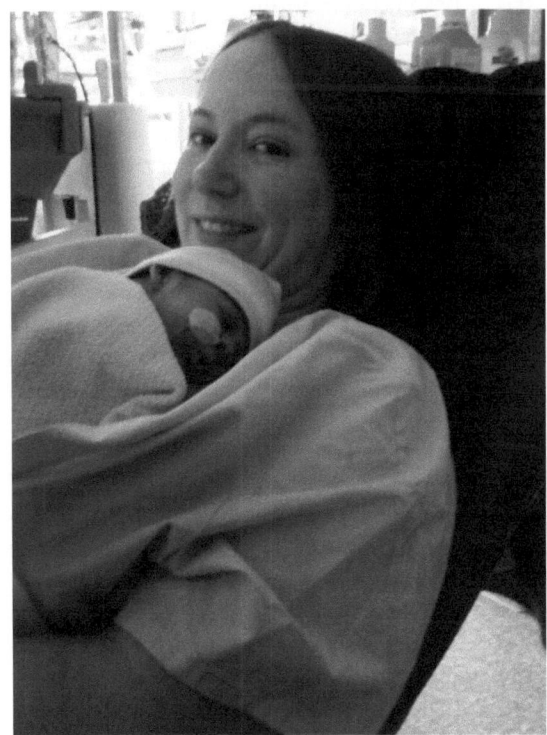

Etwas zu früh und ganz geborgen bei der Mama: Lennart bei Känguruen.

Uns gratulierten die OP-Schwestern, die Ärzte und die Hebammen zu unseren kleinen Wundern. Während ich genäht wurde, durfte mein Mann zu den Kinderärzten gehen und sich nach unseren Kindern erkundigen. Das hatten wir auch schon im Vorwege besprochen, dass mein Mann, sobald es möglich ist, zu ihnen geht, bei ihnen bleibt und mir berichtet.

Ich kam danach für zwei Stunden in den Überwachungsraum, da mein Blutdruck weiterhin engmaschig überwacht werden musste. Mein Mann tauchte erstmal nicht wieder auf. Ich hatte mit der Krankenschwester den Deal vereinbart, dass ich, wenn meine Narkose unter den Bauchnabel gerutscht wäre, ich sofort zu den Kindern gebracht werde. Nach einer Stunde war es soweit und ich hatte wieder recht viel Gefühl. Die Schwester erkundigte sich nach meinem Mann und den Kindern und es hieß, dass die zwei so stabil waren, dass sie schon auf die Neugeborenenintensivstation in das Zentralklinikum (zehn Minuten Fußweg) gebracht werden konnten. Darüber war ich glücklich, aber ich war auch unendlich traurig, dass ich unsere Süßen nicht gleich auf der Welt begrüßen konnte. Mein Mann kam noch total euphorisch zu mir in den Überwachungsraum und zeigte mir Bilder der schönsten Kinder der Welt. Es geht beiden gut, sie haben ein Doppelzimmer bezogen und sie atmen alleine. Allerdings bekommen sie noch zur Unterstützung CPAP. Erik hatte ein Gewicht von 2.223 Gramm, bei einer Größe von 47,7 Zentimeter und Lennart 2.666 Gramm bei einer Größe von 48 Zentimeter. Jetzt wusste ich auch, was der Narkosearzt gemeint hatte, und war unendlich stolz.

Mein Mann war die ganze Zeit über gerührt und hatte Tränen in den Augen. So stolz war er auf seine Jungs. Dann wurde ich in den Kreißsaal gebracht und wurde nochmal versorgt. Meine Lieblingshebamme kam von der Station kurz vorbei, um uns zu gratulieren. Sie umarmte meinen Mann und mich und wünschte uns alles Gute und gratulierte auch den frisch gebackenen Omas und dem Opa, die zwischenzeitlich schon gekommen waren. Es tat mir unendlich gut die Familie um mich zu haben.

Nach einer weiteren Stunde wurde ich wieder in mein Zimmer gebracht. Mein Mann und ich hatten noch etwas Zeit zusammen und dann, als er vor Müdigkeit kaum noch die Augen offen halten konnte, schickte ich ihn zum Schlafen nach Hause. Wir verabredeten uns für den nächsten Tag gleich morgens um 8.00 Uhr, um die Kinder zu besuchen.

Die Nacht war kurz. Ich konnte nicht schlafen, vermisste meine Kinder und machte mir Sorgen. Sorgen um ihren Zustand, Sorgen darum, dass wir Bindungsprobleme haben könnten, weil ich ja nun nicht gleich nach der Geburt bei ihnen sein konnte. Ich bekam noch an diesem Abend eine Zimmernachbarin, die ihr Baby dabei haben durfte. Obwohl ich wusste, dass es unseren beiden gut geht, war ich dennoch traurig. Ich schrieb die halbe Nacht Nachrichten an alle Freunde, Verwandte und Kollegen, bis ich dann doch irgendwann in den Schlaf gesunken bin.

Am nächsten Morgen um 6.00 Uhr bat ich die Schwester und die Hebamme, mir den Katheter zu ziehen. Ich wollte doch unbedingt zu unseren Jungs, die ihre ersten Stunden auf dieser Welt ohne mich verbringen mussten. Meine Lieblingshebamme half mir beim Duschen und versorgte die Wunde. Nach dem Frühstück, das ich noch mal eben schnell nebenbei aß, stand ich schon gestriegelt, gestiefelt und gespornt an meinem Bett. Das verblüffte sogar meinen Mann, der um Punkt 8.00 Uhr in meinem Zimmer stand. Wir organisierten einen Rollstuhl, ich warf noch schnell ein Schmerzmittel ein und los ging es.

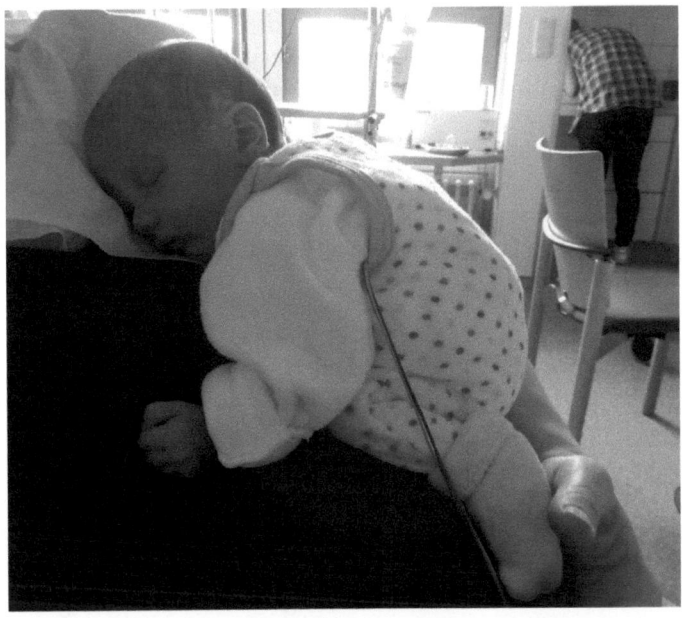

Auch Erik darf aus dem Wärmebettchen raus und mit Mama Svenja kuscheln. Gepunktete Strampler - das scheint Standard zu sein. Auch meine Zwillinge trugen solche, als sie vor 33 Jahren zu früh geboren wurden.

Ich kann mich nicht erinnern, jemals so aufgeregt gewesen zu sein. Auf dem Weg in die Kinderklinik, die ja in einem ganz anderen Gebäude untergebracht war, merkte ich jede noch so kleine Erschütterung. Ich hatte riesige Schmerzen, das war mir aber völlig egal. Und dann waren wir endlich da. Endlich konnte ich meine Babys auf der Welt willkommen heißen. Wir wurden gleich ganz lieb von der Krankenschwester

begrüßt, die an diesem Tag für unsere zwei zuständig war.

Gemeinsam mit der Kinderärztin bekamen wir ein Update über die ersten Stunden unserer Kinder. Erik brauchte nur für die erste Nacht CPAP und ansonsten hatte er keine weiteren Probleme. Er muss natürlich noch trinken lernen und lernen, die Temperatur zu halten. Um ihn nicht zu überfordern, hat er seine Milch über eine Magensonde

Lennart muss noch im Wärmebettchen liegen. Frühgeborene können anfangs die Körpertemperatur noch nicht halten. Und die Magensonde dient dazu, die Milch direkt einzuspritzen, da das Saugen noch sooo viel Mühe macht.

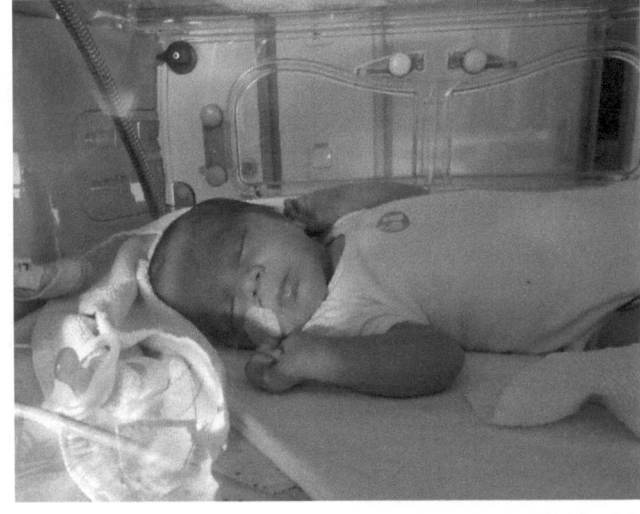

erhalten. Das sollte auch den ersten Tag so bleiben.

Lennart hat sich etwas schwerer getan mit dem Atmen. Er hat zwar auch selbstständig und frei geatmet, doch war es für ihn deutlich anstrengender, so dass er erstmal noch weiterhin stundenweise CPAP bekommen sollte.

Wir wurden gefragt, ob wir unsere Jungs gerne im Arm halten möchten. Und ob wir wollten! Mein Mann wusste von meinen Ängsten bezüglich der Bindung und ließ mir den Vortritt. Erik wurde mir zuerst in den Arm gelegt. Mich durchströmte ein bis dahin nie gekanntes Glücksgefühl und ich wusste mit einem Mal, dass wir alles zusammen schaffen werden. Ich fing an zu weinen vor Glück. Ganze zehn Minuten durfte ich fürs erste unseren Sohn im Arm halten. Für das Känguruen waren beide noch zu schwach.

Als nächstes durfte mein Mann ihn halten. Ich werde seinen Gesichtsausdruck nie vergessen. Er strahlte so viel Liebe und Glück aus, dass mir wieder die Tränen in den Augen standen. Erik wurde wieder in seinen Inkubator gelegt.

Nun gab mir die Schwester Lennart, der sogar ganz kurz seine Augen öffnete. In diesem Moment fing ich wieder an zu weinen und wollte dieses kleine Bündel nie wieder hergeben. Das gleiche bei meinem Mann. Dann gönnten wir den beiden ihre Ruhe. Wir wollten nach dem Mittag zu einem kurzen Besuch wieder kommen.

Mein Mann brachte mich zurück auf die Wöchnerinnenstation. Dort wurde mir dann direkt die Milchpumpe erklärt und das Abpumpen gezeigt. Ich legte gleich los, aber der Milchfluss kam noch nicht in Gang. Von da an pumpte ich eisern alle drei bis vier Stunden.

Nachmittags durften meine Eltern nacheinander ihre Enkel begrüßen und abends dann meine Schwiegermutter. Als ich am nächsten Tag auf die Station kam, waren die Kinder nicht in ihrem Zimmer. Die Schwester kam sofort und erklärte mir, dass es Erik schon so gut ging, dass er auf die normale Frühchenstation verlegt werden konnte und keine intensivmedizinische Versorgung mehr bräuchte. Lennart musste noch auf der Intensivstation bleiben, wurde aber in ein anderes Zimmer verlegt, wo die weniger akuten Fälle lagen.

Ich besuchte erst Lennart und dann Erik. Die Stationen lagen zwar genau hintereinander, aber es wurde ein echter Drahtseilakt, beiden Kindern gerecht zu werden. An diesem Morgen lernte ich bei Erik das Wikkeln, Waschen, Wiegen, Temperatur messen und Fläschchen geben. Er trank bereits 30 Milliliter aus der Flasche. Das hat er in der Nacht auch getan. Ich wuchs also gleich in die normalen Mamaabläufe rein.

Ich durfte Lennart an diesem Tag vormittags auch noch das Fläschchen geben und Känguruen. Ich genoss die zwei Stunden Nähe mit meinem Kind. Danach musste er wieder ans CPAP. An diesem Tag wurde ich aus dem Krankenhaus entlassen. Die Nachsorge bezüglich meiner Gestose übernahm mein Frauenarzt.

Einen Tag später, also an seinem vierten Lebenstag, sagten wir dem CPAP bei Lennart ade und übten fleißig trinken. Ich pumpte weiterhin wie eine Verrückte. Aber der Milchfluss stellte sich nur schwierig ein. Ich brachte jeden noch so kleinen Tropfen mit. Jedes bisschen hilft, dachte ich mir. Am fünften Tag durfte ich Lennart das erste Mal anlegen. Er ging super an die Brust und trank 30 Milliliter. Ich war so stolz und hatte auch dann erst den richtigen Milcheinschuss.

Erik versuchte ich auch anzulegen, aber er ging schlecht an die Brust. Er bekam die gute MuMi dann halt aus der Flasche. Mittlerweile klappte auch das Pumpen besser und der Klinikalltag pendelte sich ein.

Mein Mann ging wieder arbeiten. Wir

wollten uns seinen Urlaub aufsparen, für später, wenn auch die Kinder nach Hause kommen würden. Morgens um 8.00 Uhr brachte er mich jeden Tag in die Klinik. Je nachdem, was bei ihm in der Arbeit anlag, schaute er auch kurz nach unseren Schätzen und kam jeden Abend wieder. Ich wechselte am Tag zwischen den Stationen hin und her, stillte, fütterte, kängurute wo es gerade erforderlich war. Zwischendurch aß und trank ich und pumpte ab. Abends nach der Arbeit kam mein Mann und wir wechselten uns bei den Kindern ab. Ich nahm mich da dann zurück, damit mein Mann und die Kinder ihre gemeinsame Zeit innig genießen konnten.

Dieses Tempo schaffte ich ungefähr eine Woche, bis mich dann abends zu Hause das heulende Elend packte. Ich weinte und weinte und weinte und hörte damit erstmal nicht auf. Der Babyblues setzte ein. Dank der Unterstützung meines Mannes hatte ich das allerdings schnell wieder im Griff. Ich nervte die Ärzte jeden Tag, wann Lennart denn zu Erik verlegt wird. Er brauchte ja bereits nach vier Tagen eigentlich keine intensivmedizinische Betreuung mehr. Kein Platz hieß es, aber Lennart ist der nächste, der umzieht.

Nach sechs Tagen war es dann soweit. Meine Babys waren endlich zusammen, sie teilten sich ein Wärmebettchen und ich konnte den Klinikalltag wieder besser bewältigen. Auch die Wochenenden waren toll. Wir konnten beide von morgens bis abends bei unseren Kindern sein und in unsere Elternrolle reinwachsen, obwohl wir von einem normalen Alltag ja noch weit entfernt waren. Die Schwestern unterstützten uns dabei. Sie waren alle, bis auf wenige Ausnahmen, super lieb.

Unsere Eltern durften ihre Enkel von Anfang an besuchen, wann immer sie wollten und haben dies auch getan. Nach vier oder fünf Tagen erlaubten wir auch unseren engsten Freunden, die Kinder zu besuchen. Sie durften einzeln rein - natürlich in Begleitung von einem von uns. Alle freuten sich über die beiden und ihre Fortschritte. Wir hatten Unterstützung und Zuspruch von allen Seiten.

So kam der zukünftige Patenonkel jeden zweiten Tag in seiner Mittagspause vorbei, da sein Arbeitsplatz nur wenige Minuten entfernt war. Er besuchte immer zuerst die beiden und sorgte dann dafür, dass ich in der Kantine ein warmes Essen zu mir nahm und ein paar Minuten abgelenkt war. Die zukünftige Patentante, meine beste Freundin, kam, selbst im letzten Drittel ihrer eigenen Schwangerschaft, im Schnitt zweimal die Woche aus Kiel vorbei. Die dritte Patentante, meine andere beste Freundin, die wie eine Schwester für mich ist, kam schon am dritten Tag. Selbst meine Lieblingskollegin und Freundin kam kurz vor der Entlassung der Kinder vorbei. Uns tat so viel Besuch gut. Wir fanden es wichtig, unser Umfeld mit einzubeziehen, zumal alle es auch wollten. Ich kann aber auch Eltern verstehen, die das nicht möchten, da dieser Klinikalltag einen schon extrem fordert. Ich fühlte mich dennoch oft überfordert, war müde und geschafft. Die Kinder machten sich prächtig, auch wenn Erik zweimal eine Bradykardie hatte, die unsere Entlassung jedes Mal um einige Tage verschob.

Der Milchfluss dümpelte trotz regelmäßigen Pumpens und Anlegens vor sich hin. Auf der Frühchenstation wurde das Stillen, aus Zeitgründen leider gar nicht gefördert. Das war aber auch das einzige, was ich bemängeln kann.

Nach zweieinhalb Wochen, es war der 3. Oktober 2015, wurden wir dann endlich nach Hause entlassen und konnten als Familie zusammenwachsen. Endlich konnte ich mich dann auch vom Kaiserschnitt erholen und anfangen, die Frühgeburt „verdauen". Denn auch wenn bei uns alles glimpflich abgelaufen ist und die Jungs einen echten Durchmarsch hingelegt haben, hatte ich mit dem schnellen Ende der Schwangerschaft und dem Kaiserschnitt seelisch zu kämpfen. Wir bekamen zu Hause schnell einen Rhythmus und alles pendelte sich ein. Kaum zu Hause klappte auch das Trinken, allerdings konnte ich nicht lange stillen. Es waren leider nur sechs Wochen, danach stieg ich auf Fläschchen um.

Beide Kinder entwickelten sich prächtig. Nach der U3 bekamen beide Jungs Krankengymnastik nach Bobath verschrieben, die wir ein halbes Jahr eisern machten. Nach sechs Monaten hatten beide Kinder die Frühgeburt in jeder Hinsicht aufgeholt. Das einzige was nachblieb, ist ein schlechtes Immunsystem. Jeder Infekt geht direkt auf die Bronchien oder die Lunge.

Jetzt sind unsere Knirpse 16 Monate alt und halten uns ordentlich auf Trab. Sie machen uns so viel Freude. Auch wenn wir Tage haben, wo ich echt an meine Grenzen komme und fix und fertig bin, würde ich es nie anders haben wollen.

Ich danke der Gemeinschaftspraxis Karin Mädlow und Dr. Uwe Wiegel für die tolle Betreuung vor, während und nach der Schwangerschaft und den Stationen 16, 49 I und 49 F der Uniklinik Lübeck für die Unterstützung vor und nach der Geburt. Ohne sie alle hätten unsere beiden Jungs den doch etwas holprigen Start ins Leben nicht so gut gemeistert. (Svenja F.)

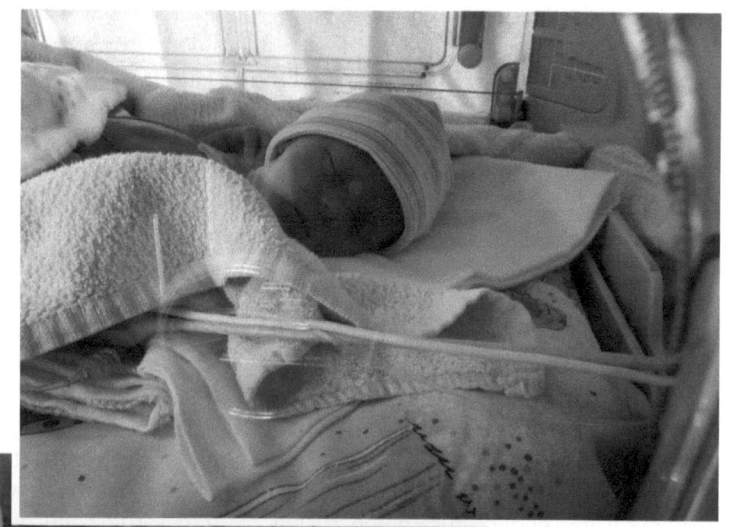

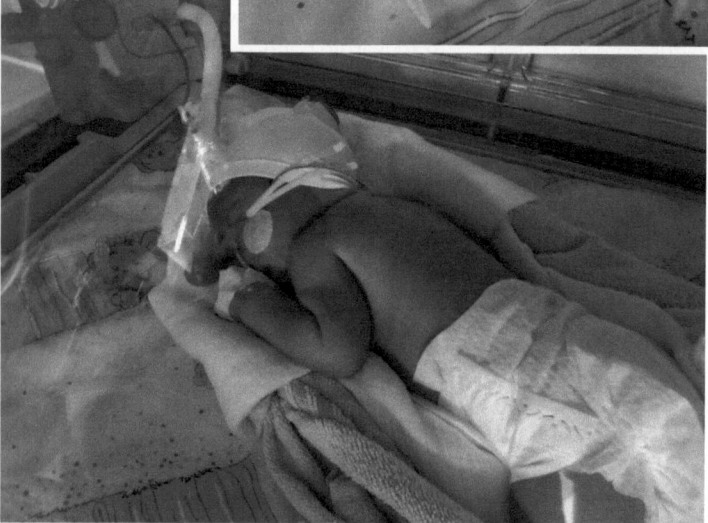

Wärmebettchen (Erik oben) und CPAP (Lennart unten) sind schnell vergessen, wenn die Zwillinge erstmal zu Hause sind. Heute sind die beiden „große" Jungs.

ZWILLINGE *das Magazin* - Die Mitmach-Zeitschrift für Zwillings- & Drillingseltern

So können Sie sich mit Beiträgen an ZWILLINGE *das Magazin* beteiligen: In fast 30 Jahren haben wir immer wieder festgestellt, dass die wahren Experten für Zwillings- und Drillingsthemen die Eltern sind. Viele Eltern haben darüber hinaus eine Qualifikation, die sie dazu prädestiniert, ihre Alltagserfahrungen mit anderen zu teilen. Sie sind selbst Erzieher, Lehrer oder Ärzte ... Erzieherinnen, Lehrerinnen oder Ärztinnen. Aber auch, wenn Sie ganz einfach „nur" Zwillings- und Drillingseltern sind - Ihre Erfahrungen, die Sie machen, sind von so unschätzbarem Wert für andere, für neue und werdende Eltern, dass sie unbedingt zu Papier gebracht werden sollten. Deshalb scheuen Sie sich nicht, uns zu schreiben und einen Beitrag zu irgendeiner Situation aus Ihren Leben mit mehreren gleichaltrigen Kindern zu schicken. Ihre Erfahrungen und vor allem Ihre Tipps und guten Ideen sind gefragt.

Und so geht's: Sie schreiben - wie Ihnen der „Schnabel gewachsen" ist. Dies hier ist kein Aufsatzwettbewerb. Unsere Redaktion bearbeitet Ihren Beitrag, macht die Überschrift dazu, das Layout und formuliert die Bildunterschriften und die Zwischenüberschriften.

Ihr Beitrag sollte im Format .doc oder .docx, in „word" oder einem anderen, gängigen Schreibprogramm bei uns ankommen. Gern aber auch einfach direkt in der E-mail formuliert. Sie können Ihre Beiträge per E-mail senden an info@twins.de.

Wir nehmen aber nachwievor auch handschriftliche Beiträge, die ganz einfach per Post kommen. Unsere Adresse: ZWILLINGE, Postfach 40 11 11, D-86890 Landsberg. Schicken Sie uns auch Ihre Fotos mit. Am besten sind ganz normale Familienfotos, wie man sie mit jeder Digicam oder einem Handy machen kann. Um die entsprechend hohe Auflösung und die Druckfähigkeit kümmert sich unsere Redaktion. Und wenn Sie uns einen großen Gefallen tun wollen: benennen Sie Ihre Fotos mit denjenigen, die darauf zu sehen sind - also zum Beispiel MaxConnySpielplatz.jpg.

Wir belohnen es, wenn Sie uns einen Beitrag schicken:
Suchen Sie sich ein Buch aus

Und was bekommen Sie für Ihren Beitrag? In erster Linie natürlich helfen Sie anderen Zwillingseltern, die vielleicht noch ganz am Anfang stehen, mit ihren wertvollen Erfahrungen. Zweitens macht es auch einfach Spaß, über die eigene Familie zu schreiben und die eigenen Zwillinge in unserer kleinen Zeitschrift zu sehen.

Allerdings veröffentlichen wir Ihren Beitrag in der neuen Machart unserer Zeitschrift nicht mehr unter vollem Namen, es sei denn Sie wünschen das ausdrücklich. Der Hintergrund dafür ist, dass das neue ZWILLINGE - DAS MAGAZIN dadurch, dass es auch auf online-Portalen angeboten wird, einem größeren Leserkreis angeboten wird. Natürlich werden sich am ehesten betroffene Zwillings- und Drillingseltern für ZWILLINGE interessieren. Dennoch möchten wir jeglichem Missbrauch vorbeugen.

Übrigens: Wer einen Beitrag für unser Magazin schreibt, erhält ein Exemplar des betreffenden Magazins gratis (zur Erinnerung) oder kann sich ein Buch aus unserem Programm aussuchen.

Dann kann's ja losgehen ... wir freuen uns und sind gespannt.

Hilfe, meine Babys spucken zuviel!

Manchmal hat man als Mutter (und auch als Vater) das Gefühl, dass mehr aus den Babys rauskommt, als man vorher mühsam reingepumpt hat. Speikinder - Gedeihkinder? Naja ....?!

Sind Zwillinge und Drillinge besonders anfällig für starkes Spucken nach der Nahrungsaufnahme? Ja und nein. Nicht nur Mehrlinge sind vom sogenannten Speien ("Speikinder") betroffen, auch manche Einlingsmutter ist am Verzweifeln, wenn stets mehr rauskommt als rein. Aber, da viele Zwillinge und Drillinge sowieso Frühgeborene sind, können sie etwas häufiger betroffen sein, da gerade bei diesen Kindern der Magenpförtner, der dafür sorgt, dass das Getrunkene im Baby bleibt, (noch) nicht zuverlässig funktioniert.

In Facebook stellte diese Mutter die verzweifelt Frage:

Spucken Eure Kinder auch so viel? Vor allem mein Sohn (ich habe Drillinge, zwei Mädchen, einen Jungen) spuckt wirklich ganz viel. Nach beinahe jedem Fläschchen kommt beim Bäuerchen was mit hoch und wenn er dann liegt, kommt die immer wieder mal ein ganzer Schwall raus. Auch Stunden später kommt immer mal wieder was hoch, und das nicht wenig (schon anverdaut, also er übergibt sich quasi schon richtig). Ich muss ihn dann sogar umziehen. Vor allem nachts ist es nervig, weil er immer wach wird, quengelt und dann erst recht spuckt und dann nur mühsam wieder einschläft. Er nimmt aber normal zu. Die Kinderärztin

hat bisher nie was dazu gesagt, nur der typische Spruch: "Speikinder sind Gedeihkinder." Ich kann es nicht mehr hören! Kann man denn nichts dagegen machen? Wann hört das endlich auf? Da wir jetzt mit Brei angefangen haben, riecht es nicht nur nach saurer Milch, sondern auch schon richtig nach Kotze.

Es scheint vielen so zu gehen. Die Antworten kamen postwendend:

Meine Mädels haben das auch gemacht. Mit Brei wurde es besser, aber nur solange sie zum Brei nichts zu trinken bekommen haben. Sobald es flüssig wurde, haben sie wieder aufgestoßen und natürlich gespuckt.

Uns hat dann für die Milch ein Zusatz geholfen, der ist von Aptamil und nennt sich AR. Es ist ein Andickungsmittel, das wir mit in die Flasche getan haben und dann war der Spuk vorbei. Unser Arzt meinte immer, erst wenn sie noch mit einem Jahr genauso spucken, sollten wir uns Gedanken machen und es nochmal überprüfen lassen. Aber pünktlich zum ersten Geburtstag haben wir den Zusatz zum Fläschchen abgesetzt und sie behielten alles drin. Vielleicht ist das eine Option für Euch? (Nicole)

Augen zu und durch und eine gute

Waschmaschine haben uns bei der Spuck-Krise geholfen, bis es irgendwann mal besser wurde. Meine Tochter hat, bevor es hoch kam, so ein komisches Geräusch von sich gegeben. Das war dann das Zeichen zum Marathonlauf - schnell, schnell, hochnehmen, umdrehen und wenn man Glück hatte, konnte man den Schwall lenken, wenn nicht, dann hieß es Bett abziehen, Kind baden, umziehen oder gleich alle beide waschen, umziehen und die Spuren beseitigen. (Selin)

Ich würde sagen, es handelt sich um einen Reflux. Nach dem Essen die Babys also nicht sofort hinlegen. Bekommen Deine Babys Muttermilch oder Fläschchen?
Ich bin Logopädin und hatte Fortbildungen im Bereich „Frühkindliche Fütterstörungen". Wobei das ja keine „Störung" in dem Sinne ist, das Wort ist auch unangebracht.
Also mein Rat, nicht flach hinlegen - das macht es schlimmer und was auch oft geholfen hat, war Milch auf Sojabasis zu nehmen, weil es weniger reizt.
Ich hatte damit

in den Therapien oft Erfolge. (Ina)

Das war bei uns auch ein Thema. Irgendwann hört das auf, solange sie wachsen und gedeihen ist alles ok. Aber es ist halt wirklich nervig. Wenn Du Dir Sorgen machst, sprich am besten mit Deinem Kinderarzt darüber. (Andreas)

Versuch es mal mit Reflux-Nahrung von Hipp zum Beispiel. Das hat bei uns super geholfen. Vielleicht besteht gegen irgend ein Eiweiß eine Unverträglichkeit? In dieser Reflux-Nahrung sind andere Eiweiße drin - also bei uns hat es geholfen. (Jana)

Es kann sein, dass der Schließmuskel (*Anm. d. Red:* Magenpförtner genannt) noch nicht richtig verschließt.
Bei uns half es, ein Kissen unter die Matratze zu legen, damit die Kinder nicht ganz flach lagen und so das Zurücklaufen der Nahrung dadurch ein bisschen verhindert wurde. (Nadine)

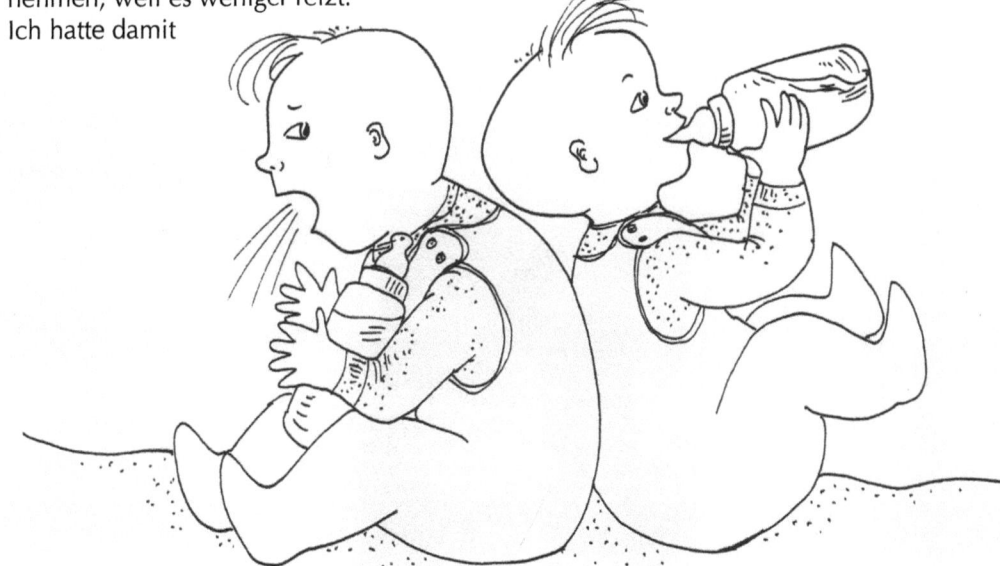

Schnelle Tipps – gute Ideen

Zwillings- und Drillingseltern müssen vor allem praktisch denken. Deshalb haben sie Tipps und Ideen auf Lager, die wirklich hilfreich sind. Haben Sie auch einen Vorschlag, der auf diese Seite passt? Her damit!
Unsere E-mail: info@twins.de

Zwillingsmutter Tina schwört auf Farbcodierung bei Zwillingen.

Wir haben den Kindern möglichst immer unterschiedlich farbige Sachen angezogen und dabei auch Farben zugeordnet. Gelb, blau war immer Vladimir, rot, grün Sergej. Sonst wüsste ich auf manchen Fotos nicht mehr, wer wer ist. Auch im Kindergarten half es den Erziehern sehr. Seit die Kinder ihre Kleidung mit kaufen und im Schrank aussuchen, haben wir diese Zuordnung leider nicht mehr. Das heißt in jedem Etikett steht ein Buchstabe und beim Wäsche zusammenlegen muss ich bei neuen Sachen in jede Unterhose/Strumpf schauen, wem was gehört. Denn wehe es liegt die Unterhose vom Bruder im Kleiderschrank!! Nur bei der grünen Regenkleidung haben die Kinder irgendwann wechseln wollen. Statt gelb und grün gab's

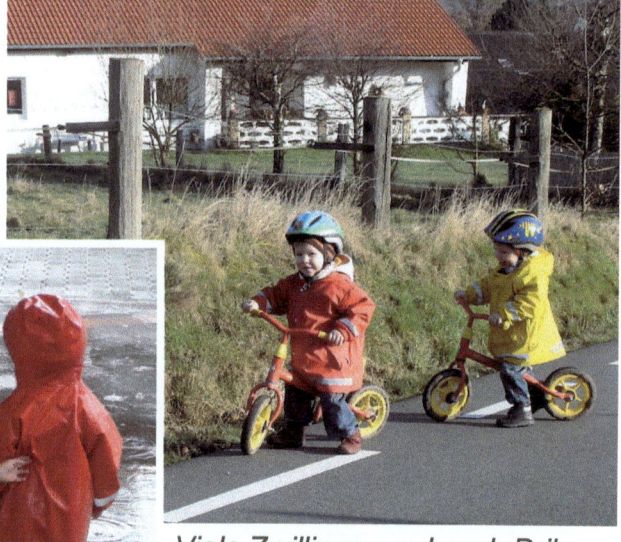

Viele Zwillings- und auch Drillingseltern greifen zu diesem Trick: Farb-Codierung. Jedem Kind wird eine Farbe zugeordnet. Damit sind Verwechslung und Streit gebannt.

dann grün und rot und ich komme mit grün bis heute durcheinander.

Farbenfroh und ohne Schadstoffe: Zwillingsmutter Svenja F. schwört auf die lustige Buchstabenmatte. Puzzlematten von Playshoes sind schon seit Jahren der Testsieger bei Ökotest wegen der Schadstofffreiheit. Diese Matten sind die beste Erfindung der Menschheit. Kunterbunt und super, wenn die Kinder anfangen, mobil zu werden. Wir haben viel Laminat. Als meine beiden anfingen, sich zu drehen, war ich froh, dass jedes „Rumms" mit dem Kopf durch die Matte abgefedert wurde. Gerne wird die Matte auch heute noch auseinander genommen ...

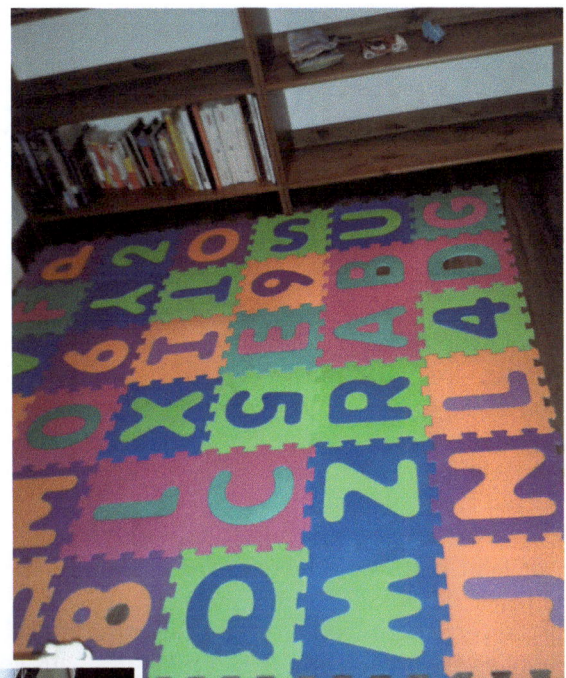

Langeweile muss nicht sein. Selbst mit einfachen Hochstühlen können Kinder phantasievoll spielen. Christine S. aus der Schweiz schickt uns Foto und Tipp. Langweile bei den Kids? Im Handumdrehen bauen Laurin und Anic mit den Hochstühlen einen Laden auf. Die Grillbude wird immer von Laurin bedient. Anic kümmert sich um den Verkauf der Backwaren, Früchte, Gemüse und so weiter. Sie haben einige große Einkaufstaschen, so ist der Inhalt der Verkaufsfläche sehr schnell auf oder/-abgebaut. Mit lieben Grüßen - Christine

Neue Tipps? Her damit!

Beiträge, Tipps & Fotos bitte an **info@twins.de**. Tolles Programm für das Senden großer Datenmengen: We Transfer (kostenlos aus Internet)

Rikscha, Roller & Co.

Mobilität ist immer ein ganz wichtiges Thema für Zwillingseltern. Heute können wir Ihnen zwei neue Fahrzeuge vorführen, die für kleinere Kinder gedacht sind: die Rikscha - wie gemacht für Zwillinge und den schnittigen Razor Roller.

Das Kinder-Sitzauto „Rikscha" natur von rosilino vereint Spaß, Nachhaltigkeit und pädagogischen Wert ... aber nicht nur das: es scheint wie für Zwillinge gemacht, da man es super zu zweit benutzen kann. Natürlich müssen sich die Zwillinge einigen, wer zuerst dran ist - wer fährt und wer gefahren wird. Insofern hat die Rikscha direkt auch einen großen erzieherischen Wert im Falle von Zwillingen.

Eigentlich sollen Spielzeuge transportiert werden

Das Sitzauto „Rikscha" natur von rosilino ist aber auch ein echter Hingucker. Die Front-Ladefläche eignet sich nur zum Transportieren von Spielzeugen und Stofftieren - da kann auch das Zwillingsgeschwisterchen für eine gemeinsame Runde Platz nehmen.

Abgesehen vom Training zum Abwech-

sel, werden durch die Rikscha auf spielerische Art und Weise der Gleichgewichtssinn, die motorischen Fähigkeiten sowie die räumliche Wahrnehmung des Kindes geschult.

Flüsterbelag für die Räder machen die Rikscha leise

Der Rahmen des robusten Gefährtes ist aus vollmassiver Buche gefertigt und naturlackiert. Die Lenkung der „Rikscha" ist mit einem Übersteuerungsanschlag ausgestattet, der das Rutschauto kippsicher macht. Die aus Holz gefertigten Flüster-Räder sind mit einem besonderen Laufgummi bezogen, so dass sie extrem leise laufen und keine Spuren auf Parkett oder Laminat hinterlassen. Also kann die Rikscha auch schön zu Hause benutzt werden, was sowieso sicherer ist.

Die Rikscha wurde als gutes Spielzeug ausgezeichnet

Die „Rikscha" ist für Kinder ab 18 Monate geeignet, sie animiert die Kinder zu ersten Entdeckungstouren und fördert die altersgerechte Entwicklung der Arm-Bein-Koordination. Vom „Arbeitsausschuss Kinderspiel und Spielzeug" (Spiel gut e.V.) hat das Sitzauto „Rikscha" das „Spiel gut"-Siegel erhalten. Dieses zeichnet pädagogisch wertvolles und gutes Kinderspielzeug aus.

Eckdaten der „Rikscha"

Maße: 67,5 x 90,5 x 34 Zentimeter
(L x B x H)
Sitzhöhe: 24,2 Zentimeter
Spurbreite vorne: 30,5 Zentimeter
Spurbreite hinten: 22,5 Zentimeter
Lenker-/Griffhöhe: 35,0 Zentimeter
Ladefläche: 22 x 29 Zentimeter
Belastbar bis maximal 30 Kilogramm

Die „Rikscha" von rosilino ist ab sofort zu einer unverbindlichen Preisempfehlung von 84,90 Euro im Onlineshop oder im Handel erhältlich. Für den Preis lohnt sich aber auch die Anschaffung von zwei Rikschas, so dass auch Zwillinge nicht wie sonst immer teilen müssen.

Die Firma rosilino zeichnet sich durch eine breite Produktpalette aus, die sowohl nachhaltiges, Motorik-förderndes Holzspielzeug umfasst, als auch Outdoor-Produkte für die Familie wie Bollerwagen und Fahrradanhänger mit reichlich Zubehör.

Mehr Info unter:

www.rosilino.eu

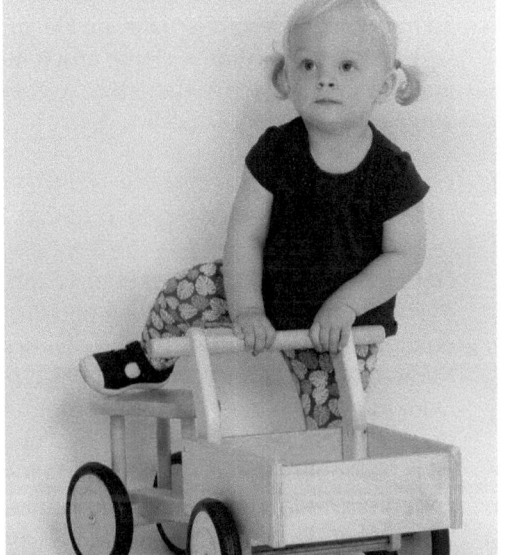

An Zwillinge haben die Designer der Firma rosilino sicher nicht gedacht - dennoch: für kleine Zwillinge scheint die Rikscha wie gemacht - jedenfalls, so lange jeweils ein Kind auf die Ladefläche passt.

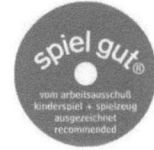

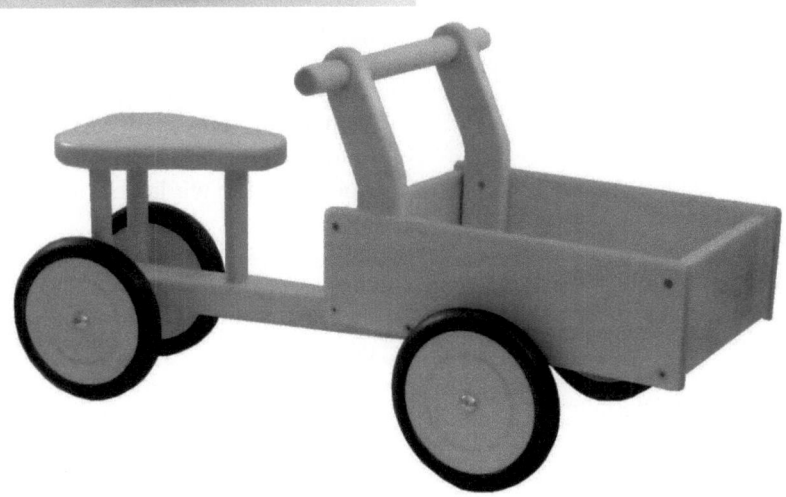

Für etwas größere Zwillinge haben wir den elektrischen Roller Razor Lil'ES gefunden. Den gibt es in zwei Farben: in pink für die flotten Mädchen und in hellblau für die schnellen Jungs.

Der dreirädrige Roller aus der Razor Junior-Reihe schult Balance, Koordination und Motorik und macht vor allem jede Menge Spaß. Geeignet ist er für Kinder ab drei Jahren. Ich würde ihn nur unter Aufsicht benutzen lassen und auch nur auf verkehrsberuhigten Straßen (Spielstraßen) oder autofreien Wegen. Für Kinder im Vorschulalter ist das Gefährt jedenfalls klasse - das wünschen sich bestimmt alle Mädchen und Jungs. Und natürlich müssen für Zwillinge zwei Roller angeschafft werden - da wäre das Abwechseln ein bisschen viel verlangt.

Großer Anreiz für die Kleinen: Fahren wie die Großen

Elektromobilität soll ja zum Zukunftstrend werden. Im Moment geht's zwar im Autobereich nur langsam voran mit der Elektromobilität (zu teuer, zu geringe Reichweite ...) Vielleicht muss man ja schon bei den Kindern anfangen, die Vorzüge der Elektromobilität zu preisen? Jedenfalls „holt" der kalifornische Hersteller mit dem Vorschulroller Lil'ES schon die Jüngsten „ab" und vermittelt so spielerisch Spaß an Bewegung sowie Umweltbewusstsein.

Also Helm auf, Knie- und Ellenbogenschoner an und los geht's per Kick-Start und Power-Knopf. Dank der „Slow Start"-Technologie rollt der Scooter sanft an und beschleunigt langsam auf bis zu 3 km/h. Der Elektroroller fährt im Dauerbetrieb bis zu 40 Minuten lang, anschließend müssen die 6V-Batterien wieder aufgeladen werden.

Sicherheit hatte oberste Priorität bei der Entwicklung des Rollers

Der Hersteller Razor verfügt über 17 Jahre Erfahrung in der Entwicklung und Produktion elektrischer Fahrzeuge. Dieses Know-how steckt auch im Lil'ES.

Dank der dreirädrigen Konstruktion und des robusten Stahlrahmens ist das Gefährt besonders stabil. Der Sitz und eine gummierte Trittfläche sorgen für zusätzlichen Halt. Damit eignet sich der Razor Junior-Roller hervorragend als Einsteigermodell in die Welt der E-Mobilität.

Natürlich muss das Fahren unter Aufsicht geübt werden. Es empfiehlt sich, dass Eltern dabei bleiben, wenn der Razor Roller draußen benutzt wird. Gerade bei Zwillingen - wie so oft - ist es schwierig, beide gleichzeitig im Auge zu behalten. Aber, das sind wir ja gewohnt.

Wo gibt's den flotten Roller?

Der Razor Junior Lil'ES ist im Fachhandel und online für 79 € (UVP) erhältlich. Mehr Info unter:

https://www.razor.com/de/

Lil'ES – Merkmale auf einen Blick

Geschwindigkeit: bis zu 3 km/h
Laufzeit: 40 Minuten im Dauerbetrieb
Räder: Polymer
Motor: Dualer Hinterrad-Antrieb
Akku: 6-Volt-Batterie
Deck: breite Trittfläche für mehr Stabilität
Empfohlenes Mindestalter: 3+
Gewicht des Fahrers: maximal 20 Kilogramm

Ein bisschen Übung muss schon sein, auch, wenn das Tempo moderat ist und der Roller auf drei „Beinen" steht. Selbstverständlich sollten die Zwillinge Helme tragen ...

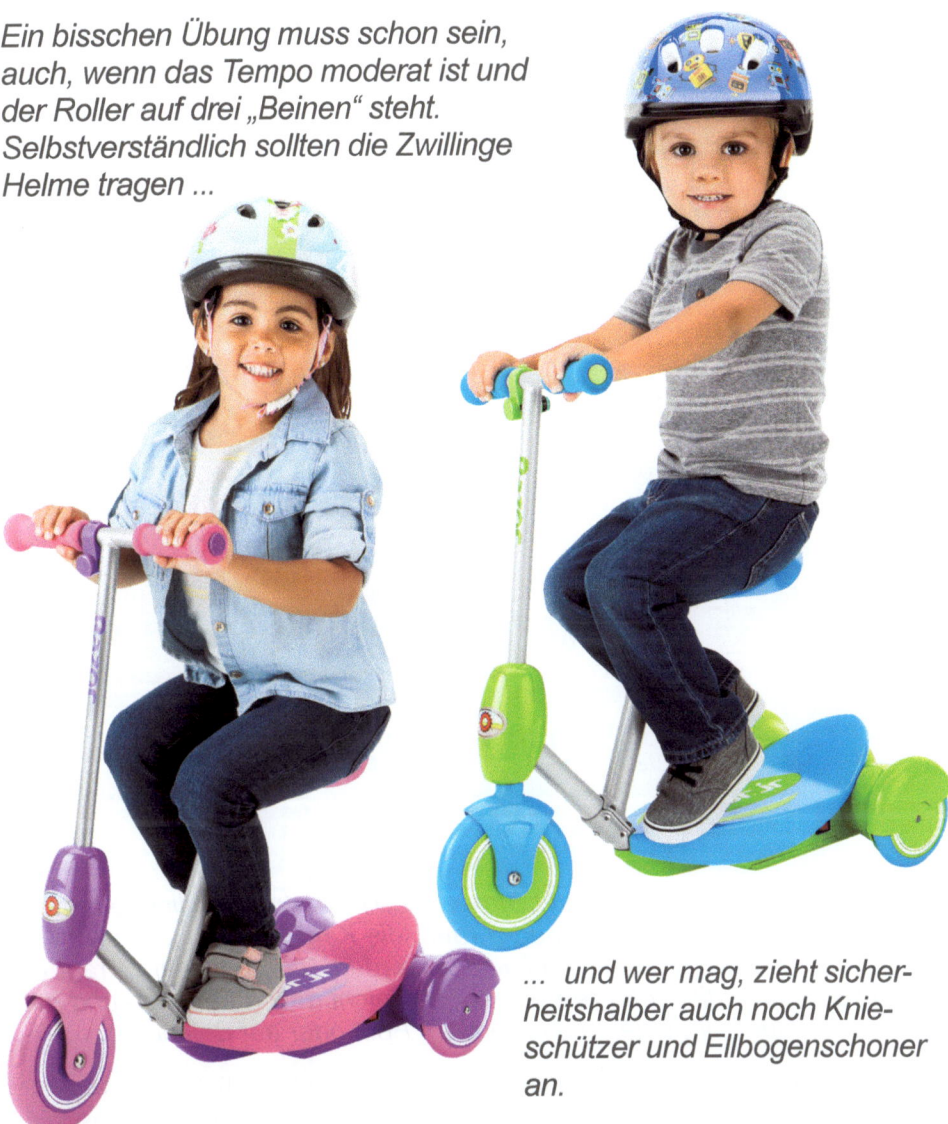

... und wer mag, zieht sicher-heitshalber auch noch Knie-schützer und Ellbogenschoner an.

Tipp: Schürfwunden richtig behandeln

Wenn die Wunde verschmutzt ist, sollten Sie sie möglichst schnell unter kaltem, fließenden Wasser säubern. Kleinere Schürfwunden können Sie anschließend mit einem gut verträglichen Desinfektionsmittel bestreichen und mit einem Pflaster abdecken - dies schützt die verletzte Stelle vor Verunreinigung und Reibung.
Fast jedes Kind zieht sich früher oder später eine Schürfwunde zu. Die gute Nach-richt: Schürfwunden sehen zwar oft dramatisch aus und können auch ziemlich schmerzhaft sein - in der Regel heilen sie aber innerhalb weniger Tage ab, ohne dass eine Narbe zurückbleibt. Quelle: www.onmeda.de

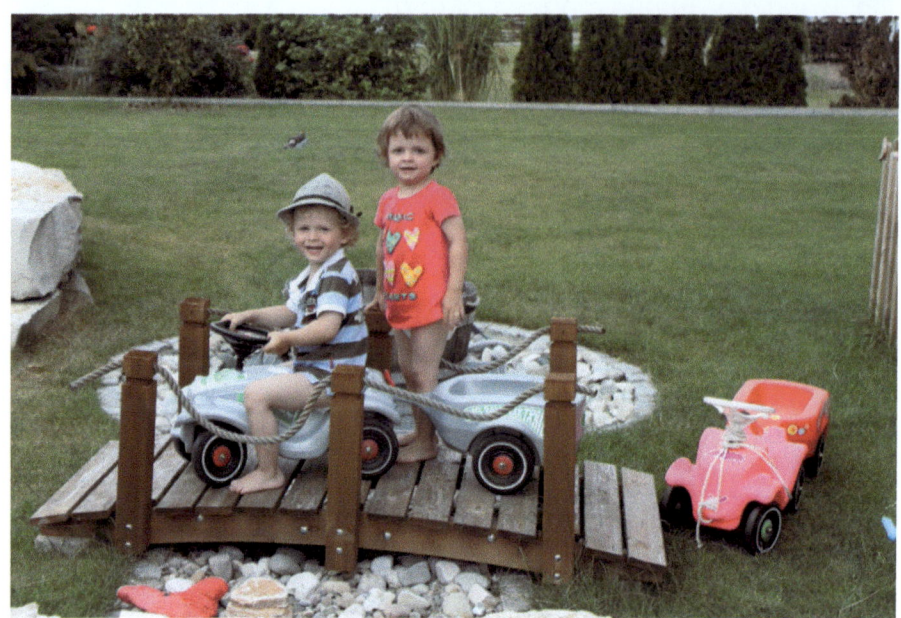

Sommerspaß im Garten & im Pool

Endlich Sommer ... das bedeutet für viele Zwillings- und Drillingseltern ein Aufatmen. Endlich kann man wieder raus, die Kinder sind gut beschäftigt. Sie müssen allerdings auch beaufsichtigt werden - denn mit dem Draußensein steigen auch die Gefahren. Lasst Euch nicht davon abhalten und habt jede Menge Spaß: im eigenen Garten, am Pool oder auf Balkonien.

Vieles wird leichter, wenn der Sommer kommt und wir mit unseren Kindern wieder nach draußen können. Denken Sie an die leichtere Kleidung - Hose und T-Shirt genügt. Und auch die allgemeine Stimmung wird besser, wenn die Sonne scheint.

Super, wenn Sie einen eigenen Garten haben. Macht nichts - wenn nicht. Im Sommer ist es auch auf einem Balkon schön, wenn man es sich schön macht. Ja, sogar ein Plantschbecken hat im Sommer auf einem Balkon Platz - zum Beispiel so eine aufklappbare Plastikmuschel ...

Sommer auf dem Spielplatz - auch nicht schlecht. Mein Tipp: vormittags ist dort weniger los, die Spielplätze sind fast leer und damit übersichtlicher und die Kinder besser zu beaufsichtigen.

Sommer im Schwimmbad - auch eine super Idee, aber: Nehmt Euch eine Freundin mit, denn zwei Erwachsene können besser auf die Zwillinge aufpassen

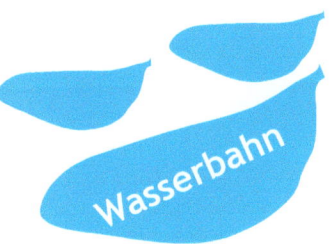

Wasserbahn

Tolle Spielidee: die BIG-Wasserbahn

Wasser gehört zum Sommer wie die Sonne. Wichtig: Sonnenschutz nicht vergessen, gerade wenn Kinder im Wasser spielen!

Auch für Sergej und Vladimir beginnt im Sommer der Wasserspaß. Die Zwillinge haben eine tolle Wasserbahn (BIG Waterplay), mit der sie seit Jahren spielen - im Winter drinnen im „Trockenbetrieb", im Sommer natürlich draußen.

Wasser ist ein Element, mit dem die Kinder viel Spaß haben. Es lässt sich plantschen und plätschern - wer keine Wasserbahn hat, kann mit viel Phantasie selbst einen Wasserparcour bauen. Schon die Kleinsten lassen sich mit Töpfen und Badewannen, dazu noch einigen Plastikbechern vielleicht auch einem Sieb, in dem das Wasser - natürlich - nicht drin bleibt, wunderbar beschäftigen.

Es versteht sich von selbst, dass man Kleinkinder mit Wasser nie allein lässt und gut aufpasst, dass nichts passiert.

Die tolle, vielseitige Wasserbahn BIG Waterplay von Sergej und Vladimir gibt es in zahlreichen Ausführungen und das Tolle daran: man kann sie durch zahlreiche zusätzliche Elemente aufstocken.

Mehr Informationen dazu unter:

www.big.de

Die vielseitige Wasserbahn BIG Aquaplay kann das ganze Jahr über bespielt werden. Natürlich macht es im Sommer mehr Spaß. Sergej und Vladimir kühlen sich erstmal den Kopf ab.

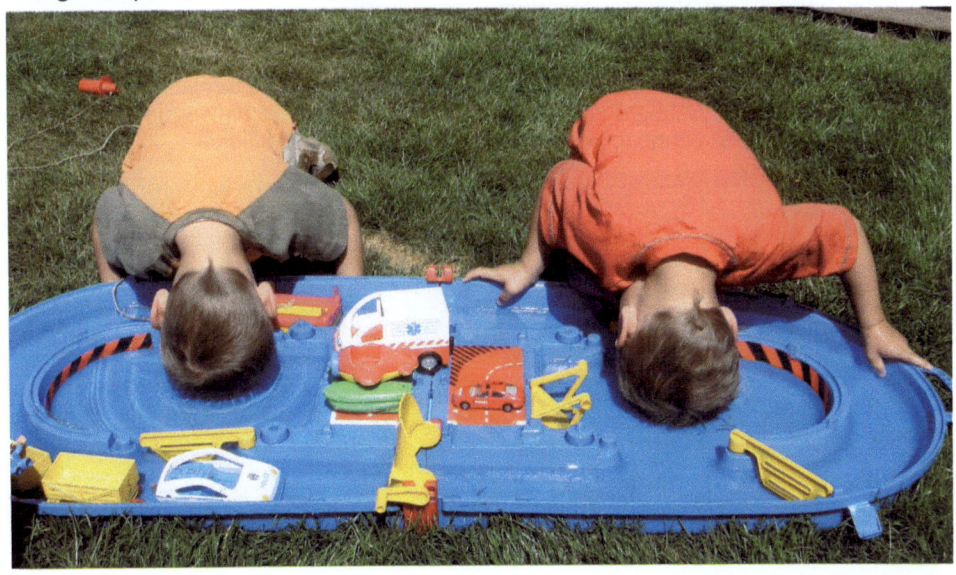

Wasser für die Kleinsten: Schwimmwindeln

Der Sommer ist eigentlich die Jahreszeit, um den Windeln auf immer Adé zu sagen. Wenn's aber noch nicht klappt, wie sollen die Babys dann ins Wasser kommen? Mit den Pampers Schwimmwindeln.

In diesem Sommer sind die Schwimmwindeln von Pampers erstmals auch in Deutschland erhältlich. Wie angenehm - man kann die Zwillinge mit ins Wasser nehmen, ohne dass ein „Malheur" passiert, denn das wird super aufgefangen von den neuen Pampers Splashers Schwimmwindeln.

Vom Design her sind sie an die Höschenwindeln von Pampers Baby-Dry Pants angelehnt. Sie lassen sich kinderleicht anziehen wie eine Unterhose und haben seitliche Aufreißbündchen zum einfachen Wechseln, egal ob am See, am Strand oder am Pool. Einfache Handhabung ist gerade für Zwillings- und Drillingsmütter wichtig, denn Windel ab und Windel an ist doppelt und dreifach aufwendig. Für ein gutes Gefühl beim Baden mit Baby wurden die Pampers Splashers Schwimmwindeln so entwickelt, dass sie im Wasser nicht aufquellen. Das doppelte Beinbündchen sorgt dafür, dass beim Plantschen nichts ausläuft. Außerdem ist das Bündchen besonders dehnbar, sodass es

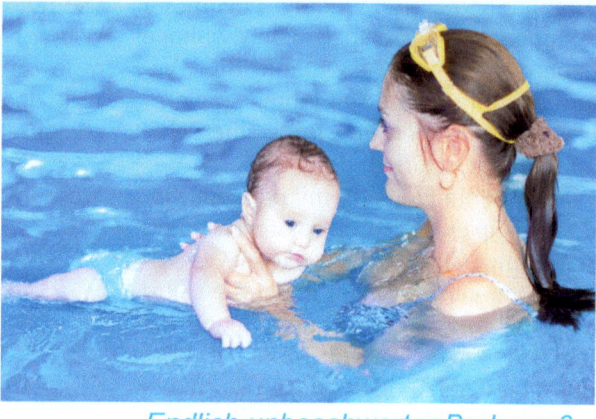

Endlich unbeschwerter Badespaß, weil man nicht fürchten muss, dass die Babys ins Badewasser pieseln oder schlimmeres ;-))

gleichzeitig maximale Bewegungsfreiheit garantiert.

Die Pampers Splashers sind für Babys ab circa neun Monaten geeignet. Die Schwimmwindeln sind in Deutschland ab April 2017 über den Sommer hinweg in drei Größen (3 - 4, 5 und 6) erhältlich.

Schwimmreifen für Zwillinge ...

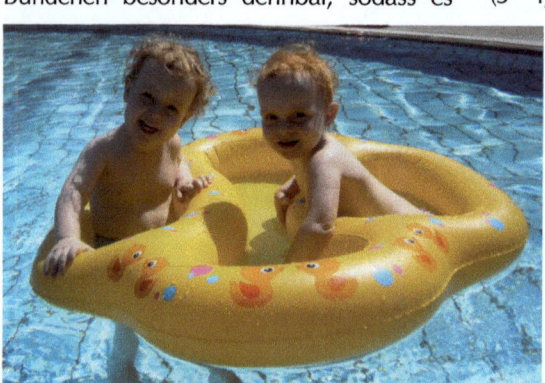

... ermöglichen es, dass Mama mit beiden gleichzeitig baden geht (hier Maximilian und Magdalena).

Den tollen Schwimmreifen für zwei gibt es unter anderem beim Online-Händler

www.zwillingsburg.de

Bücher für Wasserscheue & CDs für Wasserratten

Schnabbeldiplapp - Ein wasserscheues Bilderbuch erzählt die Geschichte von Emil Ente, der nicht ins Wasser will ... Anders auf der CD: „Alle meine Entchen" ist nur eines der Lieder aus dem Babyschwimmkurs auf der CD. Wir verlosen das Buch und zwei CDs unter unseren Lesern.

Haben Sie auch ein wasserscheues Kind oder zwei zu Hause - so wie ich damals? Mein jüngster Sohn Nicolai war über Jahre hinweg das einzige komplett angezogene Kind am Strand. Bloß kein Wasser!
Genauso geht es der Ente Emil. Emil möchte partout nicht ins Wasser. Das kann Schwan Henry gar nicht glauben und nimmt Emil mit ins Schwimmbad. Gemeinsam stellen sie schließlich fest, ein Sprung ins Wasser muss nicht angsteinflößend sein, sondern ist gerade an heißen Sommertagen eine tolle Erfrischung. Am Ende heißt es: „Ich will noch nicht raus!"
Mit farbenfrohen und gefühlsstarken Illustrationen und viel Humor macht dieses Bilderbuch nicht nur wasserscheuen Enten Mut. Günther Jakobs arbeitet als freier Illustrator und Autor in den „Ateliers Hafenstraße" in Münster und hat bereits zahlreiche Kinderbücher geschrieben und illustriert.

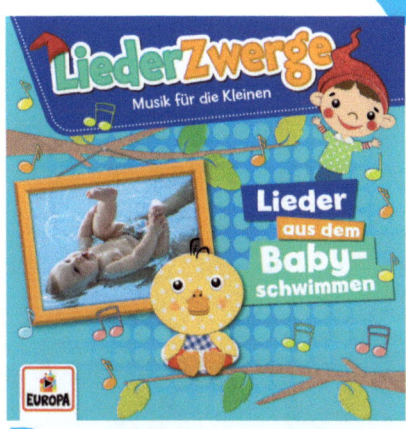

Damit sich Babys und Kleinkinder schnell ans Wasser gewöhnen und gar nicht erst wasserscheu wie Ente Emil oder Sohn Nicolai werden, sollten Eltern auch mit Zwillingen am Baby- und Kleinkindschwimmen teilnehmen. Jetzt gibt's auch die richtige Musik dazu: Sony Music Entertainment (EUROPA) veröffentlicht in seiner CD-Reihe LiederZwerge erstmals „Lieder aus dem Babyschwimmkurs". Die Songs laden die Eltern zum Mitsingen ein und geben den Babys Sicherheit im ungewohnten Element Wasser. Die von Experten ausgewählten Lieder tragen nicht nur zum Gelingen eines Babyschwimmkurses bei, sondern sorgen vor allem zu Hause für Freude.
Das sagt die Erziehungswissenschaftlerin Liliane Korp dazu: „Die Schwerelosigkeit des Wassers gibt Babys die Möglichkeit, Bewegungen zu erleben, die ihnen an Land

Weiter auf der nächsten Seite unten

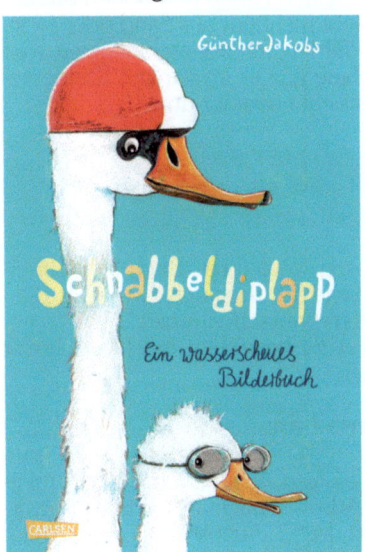

Günther Jakobs, „Schnabbeldiplapp", ISBN 978-3-551-51508-7, 12,99 Euro (D), 13,40 Euro (A), 19,50 CHF

Sommerspaß für größere Zwillinge & Drillinge: Barfußpfad

Ein Barfußpfad ist eine Laufstrecke, die aus unterschiedlichen Untergründen besteht - Steinen, Holz, Wasserläufen usw. Ziel ist, mit den Füßen, die sonst ja eher fest in Schuhen stecken, einmal die Umwelt zu ertasten. Das sinnliche Erlebnis lässt sich auch im eigenen Garten veranstalten.

Einen kleinen eigenen Barfußpfad kann man im eigenen Garten anlegen.

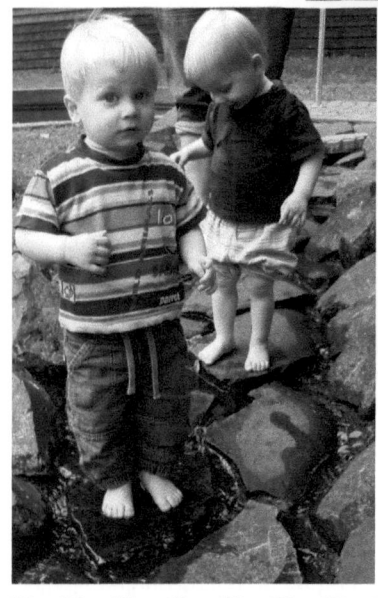

Barfußpfade sind eine ganz tolle Erfindung. Raus aus den Schuhen! Mit nackten Füßen den Boden ergründen ... und der besteht nicht nur aus Sand oder Stein, sondern auch aus Pfählen, auf denen balanciert werden muss. Barfußpfade gibt es im ganzen Bundesgebiet. Eine gute Übersicht findet Ihr unter

www.barfusspark.info

▶**Fortsetzung von Seite 30**

aufgrund der Schwerkraft noch nicht möglich sind. Dadurch können sich im Gehirn schon wichtige Verbindungen knüpfen, die die zukünftige Entwicklung unterstützen." Sie leitet gemeinsam mit ihrem Bruder Sebastian Aqua & Soul, drei Familienbäder in München, in denen sie Baby-, Kleinkind- und Kinderschwimmkurse anbieten. Lieder aus dem Babyschwimmkurs machen auch auf dem Trockenen Spaß und Freude: Deshalb verlosen wir hier zwei CDs.

Verlosung # Verlosung

Wir verlosen sowohl das Buch Schnabbeldiplapp (Seite 30) wie auch zwei CDs „Lieder aus dem Babyschwimmen".
Wer sich dafür bewerben möchte, schreibt uns einfach per

E-mail an: info@twins.de

Bitte mit einigen Angaben zu Ihrer Familie und der Adresse. Stichtag für Eure Bewerbungen ist der 15. August 2017.

Schwimmbrillen für Kinder von ZOGGS

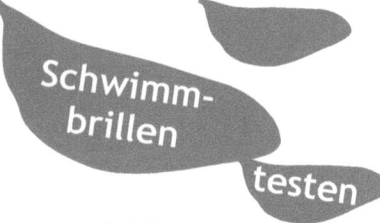

Schwimm-brillen testen

Was ist noch schrecklicher als tränende Augen? Ziepende Haare, wenn die Schwimmbrille angepasst werden muss. Hier kommt die neue Brille von Zoggs Little Twist. Wer will sie für uns testen?

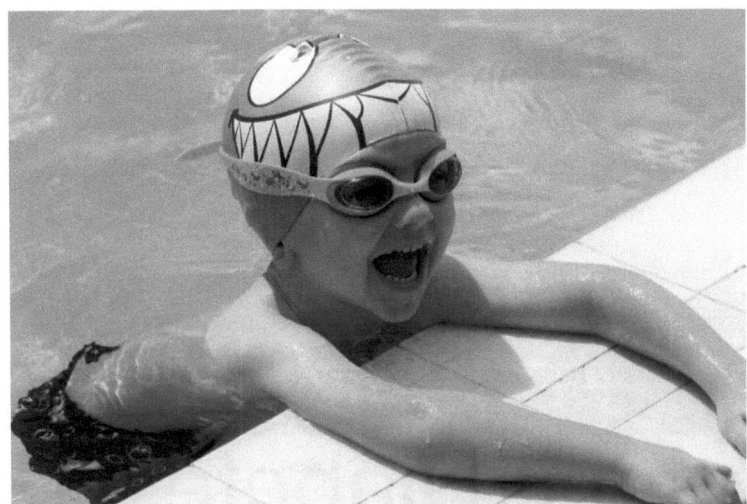

Sitzt besser und lässt sich besser anpassen: die neue Schwimmbrille von ZOGGS - Little Twist. Wer mag sie testen? Zwei Paare stehen zur Verfügung (eines über unseren Blog, eines hier).

Schwimmen das heißt auch Wasser in den Augen ... Geschrei. Also sollten die Wasserratten unter den Zwillingen und Drillingen eine Schwimmbrille tragen. Vielleicht die neue Kinderschwimmbrille ZOGGS Little Twist? Der neue Star im Kinderbecken macht es Eltern und Lehrern durch das durchdachte Kopfband einfach, ihren Schützlingen die Schwimmbrille anzulegen und anzupassen. Und die farbenfrohe Gestaltung in blau und pink mit dem Motiv der beliebten Robbe Zoggy erfreut die Kinder und bringt Spaß ins Becken.

Wieso eine neue Schwimmbrille? Den Schwimmexperten von ZOGGS ist aufgefallen, dass Eltern wie auch Schwimmlehrer oft viel Zeit benötigen, um ihren Kindern oder Schülern die Schwimmbrillen anzulegen und zu justieren. Oft müssen die Kids dazu eigens aus dem Wasser geholt werden. Manche Kopfbänder verheddern sich zudem gerne in den Haaren, was zu Ziepen und letztendlich zu mehr Tränen als Wasser in den Augen führt. Für die ZOGGS

Little Twist wurde daher ein sehr einfacher Verstellmechanismus am Kopfband entwickelt. Das Verstellen ist möglich, ohne dass die Schwimmbrille abgesetzt werden muss.

Das extra breite und besonders bunte Kopfband mit dem Motiv der beliebten Robbe Zoggy sorgt für einen sicheren Sitz der Schwimmbrille und verheddert sich nicht mit den Haaren.

Weitere Eigenschaften: UV-Schutz 400, Anti-Beschlag-Imprägnierung.

Die Kinderschwimmbrille von ZOGGS (tragbar bis zu 6 Jahren) ist auch nicht teuer. Es gibt sie im Fachhandel bereits für 10 € (UVP).

Und bei uns kann man ein Paar davon gewinnen. Ein zweites Paar wird über unser Blog verlost. Wer an der Verlosung teilnehmen möchte, schickt uns bis zum 10.8. eine E-mail mit Angaben zur Familie und Adresse an

info@twins.de

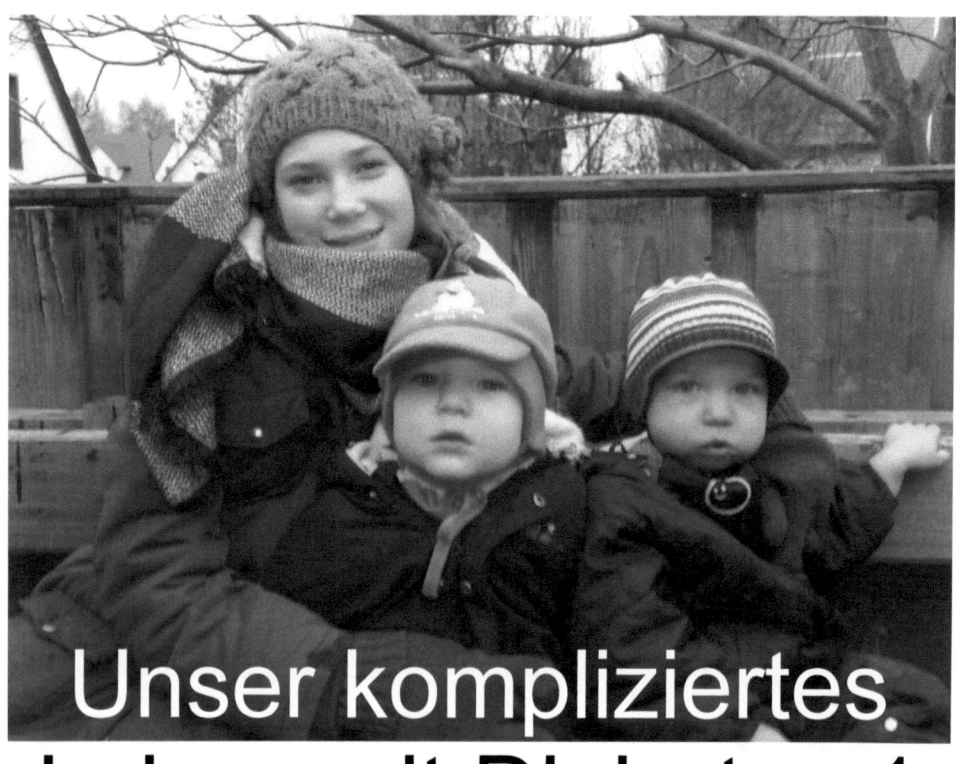

Unser kompliziertes Leben mit Diabetes 1

Zwillinge zu betreuen, ist an sich schon eine ordentliche Leistung. Wenn dann noch ein Handicap hinzu kommt, wird der Alltag noch viel schwieriger. Zwillingsmutter Dorothea hätte sich gewünscht, dass sie die Kinderintensivstation nie betreten hätte müssen. Doch Korbinian hat Diabetes.

Durch diese Tür hätte ich mir gewünscht, nie gehen zu müssen. „Kinderintensivmedizin" stand darüber und ich bin durch eben diese Tür am 14. Dezember 2015 getreten, mit unserem verängstigten, damals 15-monatigen Korbinian auf dem Arm und voller Panik in absoluter Ungewissheit, wie sich unsere nächsten Wochen, Monate und Jahre gestalten würden.

Was war geschehen? Nachdem wir ein sehr anstrengendes erstes Lebensjahr mit unseren Zwillingsjungs erfolgreich gemeistert hatten und inständig auf einige Verschnauf-

pausen im zweiten Lebensjahr hofften, kam alles ganz anders. Genau für diesen Tag im Dezember, nachdem ich gerade unseren Weihnachtsrundbrief, der mit den Worten abschloss „das erste Lebensjahr war wirklich sehr kräftezehrend, aber die Hauptsache ist, dass sich alle unsere vier Kinder bester Gesundheit erfreuen", an alle Freunde und Verwandte auf der Post aufgegeben hatte, vereinbarte ich einen Termin bei unserem Kinderarzt, da mich seit zwei Wochen die Sorge plagte, dass der eine unserer Zwillinge - Korbinian - Diabetes haben könnte. Diese Sorge erfasste mich, da Korbinians Gewicht in den Wochen zuvor eher stagniert war, er mehr als sonst trank und wesentlich knatschiger als sonst war. Auch wenn mich alle Leute aus meinem Umfeld, denen ich meine Sorge mitteilte, beruhigten und meinten, dass die Unzufriedenheit und das Nichtzunehmen sicher an dem Zahnen liegen würden, wurde ich von Tag zu Tag beunruhigter und ich bat dann an diesem Montag unseren Kinderarzt, bei unserem Sohn den Blutzucker zu messen. Einen Augenblick nach dem Piks drangen die Worte des Kinderarztes an mein Ohr: „Frau F., Sie haben hervorragend schnell reagiert. Sie hatten leider völlig recht. Der Blutzucker liegt bei 530. Wir müssen Ihren Sohn gleich ins Krankenhaus einweisen." Die Tränen liefen mir über das Gesicht, ich hatte eine vage Ahnung, was uns nun alles bevorstehen würde. Sicherheitshalber ließ ich gleich die Blutzuckerwerte unserer ältesten Tochter Katharina und unseres

Zwillingssohnes Vinzenz bestimmen, die glücklicherweise völlig unauffällig waren. Auch an dieser Stelle war ich sehr froh, dass unsere Zwillinge sich für eine zweieiige Schwangerschaft entschieden hatten, da bei eineiigen Zwillingen die Gefahr, dass der zweite auch Diabetes entwickelt, doch sehr viel größer wäre.

Da ich den Diabetes Gott sei Dank so frühzeitig entdeckt hatte, ging es Korbinian noch den Umständen entsprechend gut, so dass wir zuerst noch unsere zweitälteste Tochter Franziska von deren Freundin abholten und anschließend allen Kindern noch etwas zum Abendessen bereiteten, während ich die Kliniktasche packte. Gegen 20 Uhr fuhren wir mit all unseren vier Kindern dann wieder nach München, in den Dritten Orden (Krankenhaus in München). Dort folgte für mich der nächste Schock. Als die Dame bei der Notaufnahme uns zunächst ganz normal im Notaufnahmebereich warten lassen wollte (was im Dritten Orden erfahrungsgemäß immer zwei bis drei Stunden dauert), insistierte ich nochmal auf unserer bereits erfolgten Voranmeldung in der Klinik. Daraufhin kam sehr zügig eine Kinderkrankenschwester, die uns sofort auf die Kinderintensivstation schickte. Ich war mit den Nerven völlig am Ende, assoziierte ich doch mit Intensivstation immer extrem

Vor jeder Mahlzeit muss der Blutzucker gemessen werden. Alle 24 Stunden muss Korbinian ein neuer Katheter für die Insulinpumpe gesetzt werden. Für die Familie bedeutet die Krankheit einen enormen Mehraufwand.

schwere Krankheitsverläufe und häufige Todesfälle. Am nächsten Tag erfuhr ich, dass es sich mit der Intensivstation für Kinder etwas anders verhält als bei der für Erwachsene. In der Kinderklinik kommen alle Kinder auf die Intensivstation, die intensive medizinische Überwachung (in unserem Fall beinhaltete dies eben sehr häufige Blutzuckerkontrollen - etwa im halbstündigen Turnus) benötigen, die rein personalschlüsselmäßig auf einer normalen Station nicht geleistet werden kann. Wie sehr habe ich in dieser Nacht gelitten… Am Mittag desselben Tages habe ich noch unser Alltagsleben durchlaufen, mit den Mädchen Hausaufgaben gemacht und mit den Zwillingen gespielt und nur einige Stunden später hielt ich die Hand von Korbi, die durch das sehr schmerzhafte Legen zweier Zugänge, ganz blutverschmiert war. Hatte ich Korbi gerade nachts die vergangenen Wochen und Monate stets ein- bis viermal gestillt, durfte er jetzt während 12 Stunden genau 50 ml Wasser trinken und auf keinen Fall gestillt werden. Die Worte der Krankenschwester, die sagte, dass sie das Schreien der Kinder schon gar nicht mehr hören würde, da gerade die Kinder, bei denen sich der Diabetes frisch manifestiert hätte, die ganze Nacht mehr oder weniger durchschreien würden, weil sie nicht verstünden, warum sie noch nicht mal Wasser trinken dürften, waren auch alles andere als aufbauend für mich.

Dazu kam, dass es auf der Intensivstation keine Aufnahmemöglichkeit der Mutter gibt, so dass ich neben Korbis Bett nur auf einem Stuhl, der dann sogar in den frühen Morgenstunden gegen einen Liegestuhl ausgetauscht worden ist, ausharren konnte. Neben uns lag ein wenige Wochen altes Baby, ganz alleine, ohne die Begleitung eines Elternteils, über das ich im Laufe der langen Nacht erfuhr, dass es ebenfalls einen Zwillingsbruder zu Hause hatte. Ich konnte es gar nicht fassen, dass dieses arme, immer

wieder brüllende Würmchen mutterseelenalleine war, während ich schon Tausend Tode gestorben bin, weil ich zum ersten Mal so lange von Vinzenz getrennt sein musste, der bis zu diesem Tag immer noch zum Einschlafen und in der Früh von mir gestillt worden ist.

Um es schon vorne weg zu nehmen, unser Vinzi hat die räumliche Trennung von mir wirklich hervorragend gemeistert. Mein Mann ist jeden Tag mit ihm zu uns ins Krankenhaus gekommen, wo er sich dann genüsslich an meiner Brust gestärkt hat, abends hat er sich dann ganz brav vom Papa, selbstverständlich ohne Stillen … ins Bett bringen lassen, um dann sofort am Abend unseres Entlassungstages (als wäre nie etwas gewesen) ganz rührend wieder vor dem Einschlafen an meiner Brust zu nuckeln. Während Vinzi auch in der ersten Nacht ohne mich gut geschlafen hat, habe ich während dieser Nacht kaum ein Auge zubekommen. Korbi ist glücklicherweise - völlig verkabelt - gegen 22 Uhr erschöpft eingeschlafen. Ich habe ihm bei jedem Blutzuckermessen und Infusionswechseln die Hand gehalten und wider Erwarten - ich hatte viel Schlimmeres befürchtet - hat er ohne größeres Gebrüll für diese Nacht den erzwungenen Brustentzug akzeptiert.

Am Folgetag wurden wir gegen Mittag auf die normale Station verlegt, Korbi war zwar immer noch am Tropf angeschlossen, durfte sich aber immerhin zum ersten Mal wieder bewegen, während ich den Tropf neben ihm herschob und höllisch aufpassen musste, dass er sich keinen Schlauch rausriss. Kurz nach der Verlegung kamen bereits die Oberärztin und die sehr nette Diabetesernährungsberaterin, die sich schon wegen der am besten geeigneten Insulinpumpe für unseren Sohn beraten hatten. Wie unerfahren war ich doch, hatte ich wirklich gedacht, dass das Tragen einer Insulinpumpe uns die meiste Arbeit des Diabetesmanage-

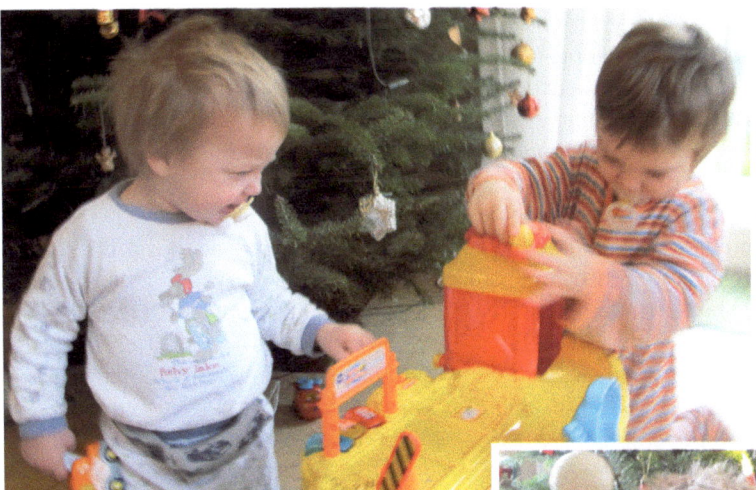

Auch Zwillingsbruder Vinzenz könnte Diabetes 1 entwickeln - er nimmt an einer Studie teil.

Klar ist Diabetes lästig und auch gefährlich - Korbinian hält das nicht vom Spielen ab.

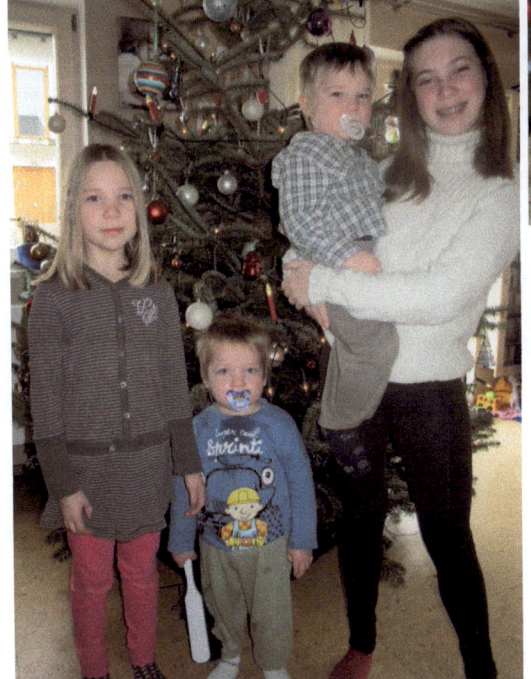

Das erste Weihnachtsfest mit der neuen Krankheit. Korbinian (oben) macht alles ganz brav mit. Seine Geschwister wissen, wie wichtig es ist, dass der kleine Mann seinen Diabetes in den Griff bekommt. Sie passen mit auf, dass der Blutzucker stimmt und die Pumpe, die am Körper getragen wird, richtig sitzt.

ments abnehmen würde....In den nächsten Tagen lernten wir in einer Schulung nach der anderen, was wir ab jetzt alles beachten müssten. Erst peu à peu wurde mir wirklich das ganze Ausmaß dieser Autoimmunerkrankung klar und ich ahnte, dass sich unser Leben noch einmal extrem verkomplizieren würde. Immerhin konnte ich von meinen Schuldgefühlen, die sich natürlich sofort nach der Diabetesmanifestation in den Vordergrund schoben, von dem Diabetesteam befreit werden. Diabetes 1 ist eine Autoimmunerkrankung, die auf eine Funktionsstörung der Bauchspeicheldrüse zurückzuführen ist. Körpereigene Antikörper (Autoantikörper) zerstören dabei die Insulin-produzierenden Zellen in der Bauchspeicheldrüse, sodass zu wenig oder gar kein Insulin mehr gebildet wird. Menschen mit Diabetes Typ 1 müssen lebenslang Insulin spritzen, um ihren Blutzuckerspiegel zu senken.

Die beste Prävention dagegen ist das Stillen (was ich bei unseren mittlerweile 2-jährigen Zwillingen abends immer noch mache) und eine natürliche Geburt, die ich trotz zweifacher Beckenendlage unserer Söhne ganz ohne PDA nach einer Einleitung in der 38. Schwangerschaftswoche geleistet habe. Um so mehr verletzen mich die immer wiederkehrenden Kommentare von Leuten, die die Entstehung von Diabetes 1 auf eine ungesunde Ernährung oder ähnlich selbst verschuldete Ereignisse zurückführen wollen. Anders als bei Diabetes 2, der sehr wohl auf eine falsche Ernährung und einen Bewegungsmangel in vielen Fällen zurückzuführen ist, ist Diabetes 1 eine Stoffwechselkrankheit, bei der dem Körper von außen Insulin zugeführt werden muss, da er aufgrund der von seinem eigenen Körper zerstörten Inselzellen ja - völlig unabhängig von der Lebensweise - kein eigenes Insulin mehr produzieren kann.

Die Tage im Krankenhaus waren sehr schwer für mich, zusätzlich habe ich mir immer noch große Sorgen gemacht, dass mit unseren drei Kindern zu Hause alles gut läuft. Gott sei Dank konnte sich mein Mann von seiner Berufsschullehrertätigkeit sofort von seinem Dienst für die Zeit unseres Krankenhausaufenthaltes beurlauben lassen und hat sich - auch mit der tatkräftigen Unterstützung meiner lieben Schwiegereltern und Eltern - wirklich großartig um unsere Kinder, den Haushalt und um uns im Krankenhaus gekümmert. Tante grazie ancora una volta per questo, tesoro!

Während des Krankenhausaufenthaltes ist mir einmal mehr bewusst geworden, dass das Wichtigste für mich im Leben Gesundheit, Familie und echte Freunde sind. Vielen herzlichen Dank für Eure süßen Besuche, meine liebe Familie und besten Freunde! Ganz besonders ein riesengroßes Dankeschön an Dich, liebe Bettina, die Abendbrotzeiten haben noch nie so gut geschmeckt wie in Deinem rührenden Beisein.

Direkt an Heiligabend (da Frau Rieß uns sogar extra an ihrem eigentlich absolut freien Sonntag eine sehr wichtige Insulinpumpenschulung hat zukommen lassen; ganz vielen Dank, dass Sie dafür sogar Ihren Sonntag geopfert haben!) durften wir endlich nach Hause. Dank meiner lieben Schwiegermutter konnten wir mit wunderbarem Kartoffelsalat und schlesischen Wurstspezialitäten abends feiern (dieses Weihnachten konnte ich wieder selbst alle bekochen...)

Die folgenden Wochen waren unglaublich anstrengend, spätestens alle 24 Stunden müssen wir Korbi einen neuen Katheter für die Insulinpumpe setzen, vor jeder Mahlzeit, die er zu sich nimmt, muss ich den Blutzucker messen, das Essen abwiegen und die darin enthaltenen Kohlehydrate in die entsprechenden zu berechnenden KE-Einheiten umrechnen und diese mit dem jeweiligen Mahlzeitenfaktor (abhängig von der Tageszeit) multipliziert als Bolus - so nennt man die Insulinabgabe der Pumpe an den Körper - per Fernbedienung via Blue Tooth Korbi durch den Pumpenschlauch zukommen lassen.

Bei jeder Mahlzeit, die ich alleine mit unseren vier Kindern verbringe, bin ich schweißgebadet, kann auf die lebhaften Gespräche der Kinder gar nicht mehr so richtig eingehen, weil ich hauptsächlich damit beschäftigt bin, die Zwillinge zum Sitzenbleiben in ihren Hochstühlen anzuhalten und gleichzeitig aufzupassen, wie viel Korbi isst, bzw. meistens ja noch beide Jungs gleichzeitig füttern muss.

Seit der Diabetesmanifestation stresse ich mich natürlich noch viel mehr, all unseren vier Kindern gleichermaßen gerecht zu werden, allein das ständige Füttern und Aufpassen, dass von den berechneten Kohlehydrateinheiten alles auch tatsächlich in Korbis Mund landet und nicht die Hälfte davon anschließend auf dem Boden, im Magen des Bruders zu finden ist oder auch freudig von unserem Hund (dies kann seit Mai nicht mehr passieren, da unsere liebe Stella leider mit 14 Jahren in den Pfingstferien friedlich gestorben ist) verspeist wird, beansprucht wirklich viel Zeit. Hierbei tröstet mich oft etwas der Gedanke, dass es Vinzi war, der im ersten Lebensjahr wirklich deutlich mehr Zuwendung von uns eingefordert hatte, indem er zum Beispiel immer im Tragetuch getragen werden wollte, während Korbi die meiste Zeit ganz brav mit dem Kinderwagen vorlieb genommen hatte und tagsüber auch deutlich längere und tiefere Schlafphasen hatte. Insgesamt werden die nächsten zwei Jahre (mindestens) sicher noch sehr belastend bleiben, da die Blutzuckerverläufe bei so kleinen Wesen noch extrem instabil (und für mich überhaupt nicht vorhersehbar) sind. Unser Glück im Unglück ist allerdings, dass Diabetes Typ 1 die am häufigsten verbreitete chronische Erkrankung bei Kindern und Jugendlichen ist - die Manifestation bei den 0 bis 5-jährigen nimmt leider (aus bis jetzt noch nicht ganz wissenschaftlich nachvollziehbaren Gründen) immer mehr zu. Aus diesem Grund fließt wirklich viel Geld (es könnte mit Sicherheit natürlich noch deutlich mehr sein ...) in den Diabetesforschungsbereich. So nehmen wir mit Vinzenz, der leider laut einer Blutanalyse ebenfalls zwei Genmutationen, aber noch keine Antikörper aufgewiesen hat (dies bedeutet, dass er ein Wahrscheinlichkeit von etwa 25 Prozent hat, im Lauf seines Lebens an Diabetes Typ 1 zu erkranken), seit über einem halben Jahr an einer europaweit einzigartigen Studie am Helmholtzinstitut in München teil, in der untersucht wird, ob die tägliche Verabreichung von Insulinpulver in oraler Form, den Körper so sehr an das Insulin gewöhnen kann, dass er es nicht mehr (fälschlicherweise) als Bedrohung für seinen Körper sieht. Bei Korbinian setzen wir große Hoffnung auf einen Insulinpumpenwechsel (ein sogenanntes kontinuierliches Glukosemesssystem, das leider dauerfunkt), das Korbi stabilere Blutzuckerverläufe und damit mir etwas weniger Panik vor drohenden Unterzuckerung bescheren soll.

Abschließend sei sowohl all unseren Freunden und unserer Familie für ihre großartige Unterstützung als auch dem gesamten wunderbaren Kinderdiabetologieteam des dritten Ordens sowie der Kokistelle in Fürstenfeldbruck herzlichst gedankt.

Liebe Frau Dr. Steinsdörfer, liebe Frau Rieß, ich bin mir sehr wohl bewusst, dass es wesentlich unkompliziertere, unverkrampftere Mütter als mich gibt, aber ich würde mir so sehr wünschen, dass die Blutzuckerverläufe nicht dermaßen instabil (und für mich völlig unberechenbar, weswegen ich mich dieser Erkrankung oft völlig hilflos ausgeliefert sehe) verlaufen würden... Herzlichen Dank für Ihre Engelsgeduld und Ihr großes Engagement in der Diabetestherapie! (Dorothea F.)

Geburtstag feiern mit Zwillingen

Kindergeburtstage mit älteren Zwillingen lagert man am besten aus. Da ist der Besuch einer Indoor-Spielhalle ideal. Mama Michaela hatte zwar Bedenken, aber als es dann Mitte Juli ordentlich geregnet hat, waren alle froh, dass sie in der trockenen Halle spielen, toben und essen konnten. Hannes und Ole lassen uns an ihrem siebten Geburtstag teilnehmen.

Ole und Hannes feierten am 3.7. ihren siebten Geburtstag. Schnell war klar, dass sie am eigentlichen Geburtstag mit der Familie feiern (hier wurde Familie, die Nachbarn und Kinder aus richtig guten Freundschaften eingeladen). Geschenkewunsch: von allen wollen sie Gutscheine von der Müller Drogerie. Diese werden dann gleich in den nächsten Tagen in LEGO und Playmobil investiert. Auf die Einladungen haben wir Beginn: ab 15 Uhr geschrieben und so kamen die Gäste. Einige pünktlich zum Kaffee andere etwas später ... die hatten dann auch noch Kaffee und Kuchen bekommen. Das Wetter war gut (kein Regen) somit haben wir im Garten gefeiert. Uns steht ein fest gemauerter Pavillon zur Verfügung. Trotz der Feierlaune und des trockenen Wetters war es dann am Laufe des Nachmittags so kalt, dass die Gäste und auch unsere Kinder ein Feuer angemacht haben.

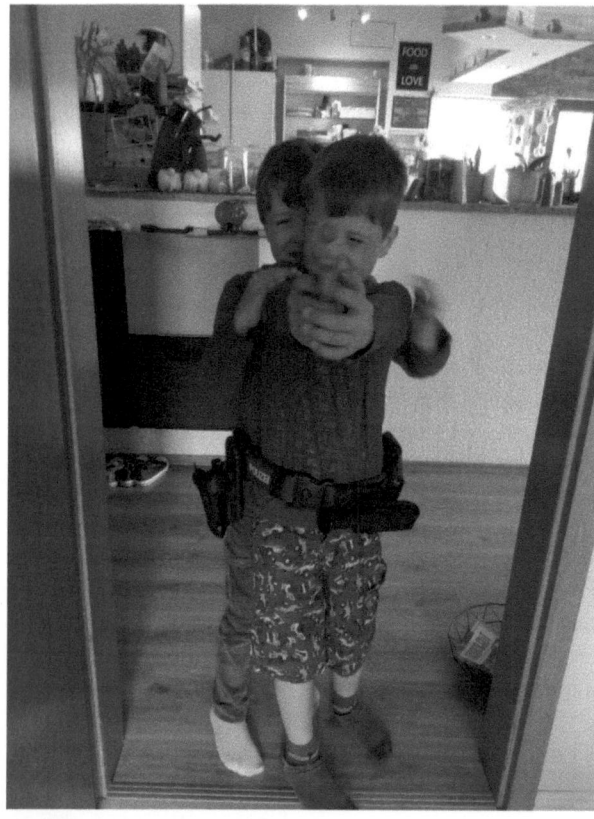

Hoch im Kurs bei Geburtstagskindern und kleinen Gästen: Mottopartys - zum Beispiel „Polizei". Oles und Hannes Papa ist bei der Polizei.
Oder noch besser: Außer Haus feiern im einem Spielcenter - siehe rechts.

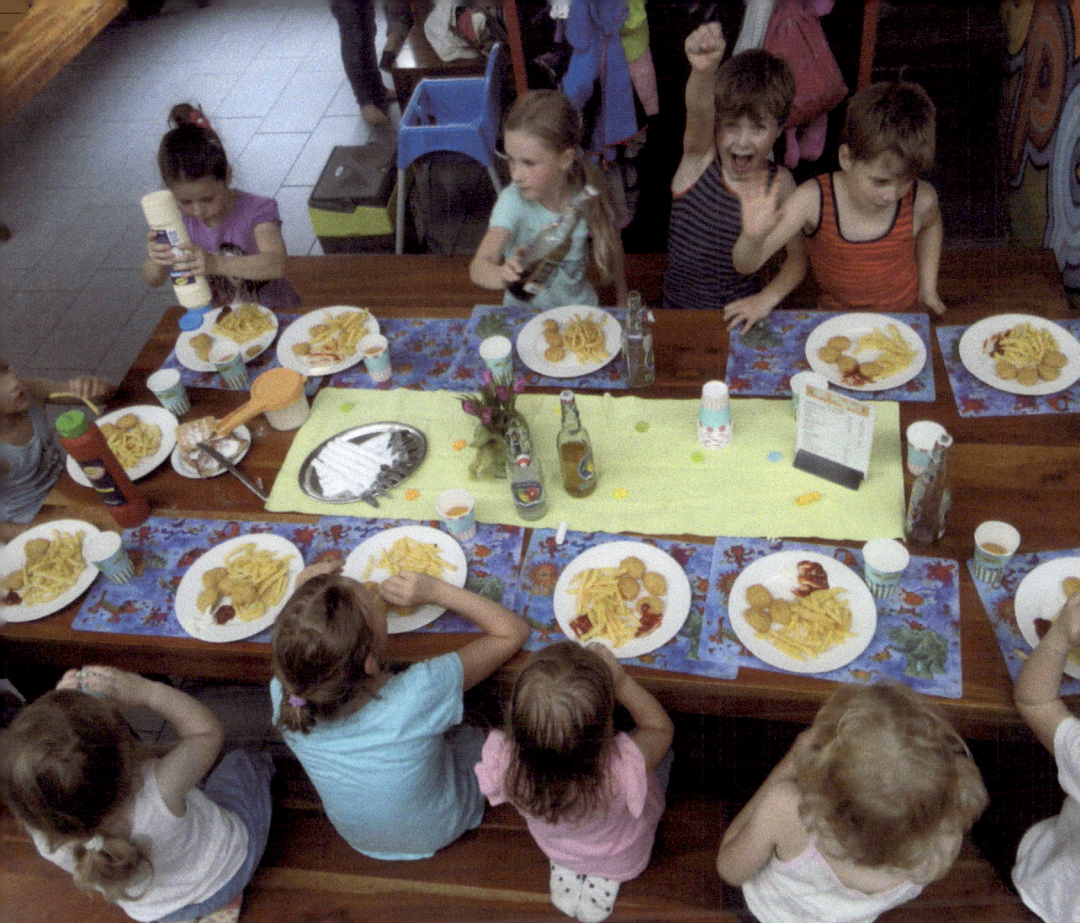

Abends haben sich die Kinder Kartoffel-suppe gewünscht - diese ist ja wirklich gut vorzubereiten und so habe ich noch ein bisschen drum herum dazu gezaubert, eine Freundin hat einen Salat mitgebracht und alle waren mit dem Festmahl zufrieden. Die Feierlichkeit endete gegen 20 Uhr.

Und nun zum eigentlichen Kindergeburtstag

Ole und Hannes wurden sich in Sachen
- wer wird eingeladen und
- wo feiern wir
schnell einig. Bei den Gästen waren die Übereinstimmungen so groß, dass ich mich gewundert habe, wie sie nur wieder denken und wen sie mögen ... Ein Termin für die Feier war auch schnell gefunden. Von zehn

Kindern haben acht zugesagt, zwei konnten nicht, da bei uns in dieser Zeit Ferien sind und die Familien verreist waren.

Dann ging es los - Kids Playland war der Wunsch. Ole und Hannes waren dort schon zwei Mal zu Geburtstagsfeiern eingeladen und fanden den Ort einfach toll zum Feiern. Meine Bedenken waren noch - Juli und in-door? -, aber das Wetter spielte uns genau am Termin - 13.7. einen so großen Streich, dass wir froh waren, indoor zu feiern. Ab dem späten Nachmittag Regen, sogar Ge-witter. Und wir waren drinnen.

Wenn man in diesem Playland Geburtstag bucht, kann man dort von 14 bis 19 Uhr feiern. Gesagt, getan. Um 13.30 Uhr haben sich alle Gäste bei uns eingefunden, mein Mann und ich sind mit insgesamt zwölf Kindern. JA! Acht Gäste, unsere Zwillinge

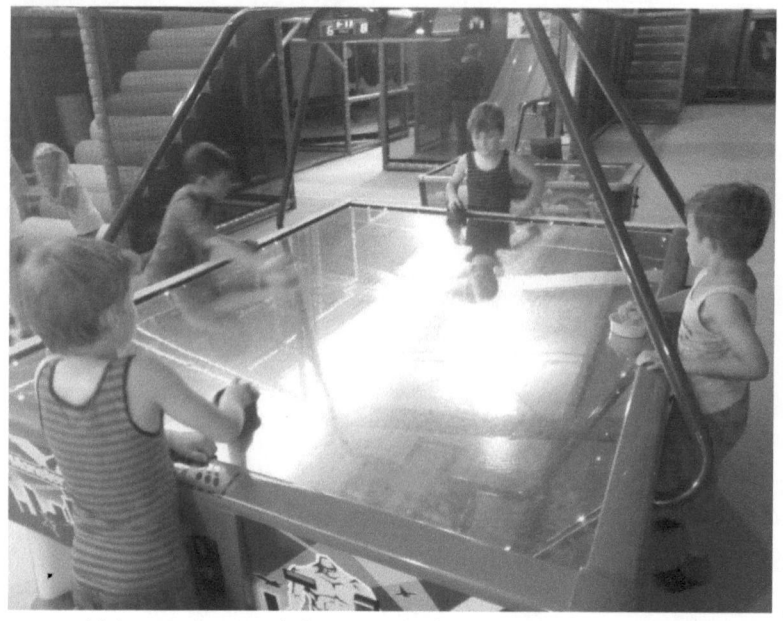

Die Jungs und Mäd- chen hatten viel Spaß in der Indoor- Spielhalle. Nur bei den beiden Klei- nen muss- ten Micha- ela und ihr Mann etwas auf- passen.

unsere kleine Tochter und deren Freundin losgefahren. Die Freundin unserer Tochter haben wir mitgenommen, dass die Kleine nicht die Großen stört und diese ihr Ding machen können.

Und kurz nach Ankunft, Schuhe aus und es war bis zur Kaffee- trinkenszeit niemand mehr zu sehen außer sie hatten Durst.

Vom Service in der Halle war wirklich alles 1 A. Die Dame hat uns Teller für unseren selbst mit- gebrachten Kuchen zur Verfü- gung gestellt, wir hatten Becher dabei, diese haben wir mit dem Namen der Kinder beschriftet, so dass nicht bei jedem „neuen" Durst ein neuer Becher genom- men wurde.

Und es war so entspannt. Wäre nicht unsere kleine Tochter mit Freundin (beide werden im September vier Jahre alt) dabei gewesen, hätten mein Mann und ich in der Zeit ein

Passen alle rein? Die Geburtstagsgesell- schaft war mit zwei Autos unterwegs.

Buch lesen können. Keiner hat gemeckert, auch Kinder, die sich vorher nie gesehen haben („willst Du meine Freundin sein, wollen wir zusammen aufs Trampolin?" und seitdem waren die zwei Mädels an diesem Tag nicht mehr auseinander zu bringen), auch hier gab es keinerlei Differenzen. Auch die Jungs haben sich 1 A verhalten. Und wo ich beim Thema Jungs und Mädchen bin - fünf Mädchen und drei Jungs waren zu Gast. Bei der Anmeldung zum Geburtstag konnte man zwischen drei Menüs zum Abendessen wählen. Mit 10 Euro pro Kind war ein Menü, 1 Getränk, 1 Eis und der Eintritt enthalten.

Feiern würde ich in solchen Indoorspielplätzen im Alter von fünf bis acht Jahren. Bei jüngeren Kindern muss man zu viel aufpassen und gucken. Bei älteren wird der Zeitraum vielleicht ein bisschen lang. Für unsere Altersklasse war es genau das RICHTIGE.

Und auch hier war der Geschenkewunsch Gutschein von Müller Drogerie. Und er wurde von allen Gästen erfüllt. Bei uns bekommt jeder Zwilling von jedem Gast ein Geschenk (sprich 8 Kinder gleich 16 Geschenke) und ich finde das völlig ok. Egal ob die Gäste den einen Zwilling mehr mögen als den anderen oder beide gleich. Unter den Eltern gibt es ein „ungeschriebenes Gesetz": pro Geschenk circa 10 Euro. Ein Teil der Gutscheine ist heute, am 19.7. schon eingelöst.

Playmobil (zur Zeit steht „Polizei" hoch im Kurs) sowie Lego-Platten. Den Rest der Gutscheine lösen wir dann von Zeit zu Zeit ein, wenn ich mit den Kindern mal in der Stadt unterwegs bin und dann haben sie bestimmt bis zur Weihnachtszeit immer mal wieder ein schönes Spielzeug ohne das es unseren Geldbeutel belastet und die Kinder sind glücklich und zufrieden. Und das ist die Hauptsache! (Michaela)

Zwillinge feiern Geburtstag - hier gibt's die Ideen

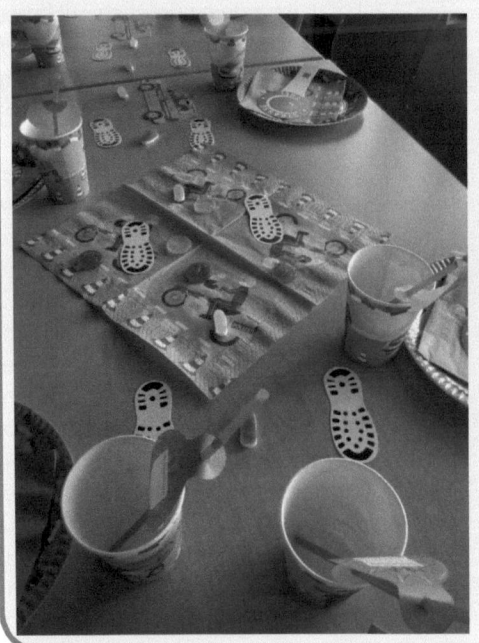

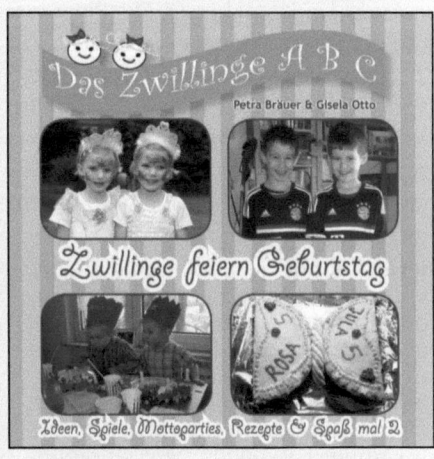

Kaffeetafel im Design „Auto" - in unserem Buch gibt's die Ideen dazu. 16,99 € bei uns unter www.twins.de oder im Buchhandel bestellbar.

Sind wir nicht alle Pippi Langstrumpf?

Erst wurde mir ein neuer Erziehungsratgeber angeboten, dann ein zweiter. Dann wurden es drei, vier und schließlich fünf Bücher, die alle in dieselbe Richtung gingen: Eltern nehmt die Erziehung mal ein bisschen lockerer. Wir gucken uns die Bücher an. Teil 1 finden Sie in ZWILLINGE Nr. 26

„Sind wir nicht alle ein bisschen Pippi Langstrumpf?" fragt sich die Pädagogin Ingrid Löbner. Sie plädiert für mehr Gelassenheit im Leben mit Kindern.

Sie schreibt: „Leichter mit Kindern zu leben, heißt für mich, ihr psychisches Erleben genauer zu verstehen. Ich bin davon fasziniert, wie das Zusammenleben mit Kindern ruhiger und vergnüglicher wird, wenn man Naheliegendes tut und Alltägliches verändert."

Mir persönlich gefällt „die Kinder von Bullerbü" (ebenfalls von der schwedischen Autorin Astrid Lindgren) besser. Die Pippi war mir zu durchgeknallt. Aber das ist vielleicht auch Geschmackssache.

Das Schöne an diesen Bullerbü-Kindern ist, dass sie so naturnah aufwachsen, dass sie so normal sind, dass es Streitigkeiten und Ungehorsam und auch Abenteuer und gleichzeitig so viel Freundschaft, Liebe, aber auch Sicherheit und Geborgenheit gibt. So wollte ich aufwachsen und so bin ich - Gott sei Dank - aufgewachsen am Ammersee.

Zurück zum Thema. Können Zwillings- und Drillingseltern wirklich gelassen sein im Alltag mit ihren Kindern? Leider nicht immer, denn allein durch das Doppelt- und Dreifach-Vorhandensein der Kinder kommt man schon logistisch immer an seine Grenzen. Denkt mal dran: Wenn sich zwei oder drei Kinder schnell und allein anziehen sollen, weil man irgendwo pünktlich mit ihnen sein muss ... Anderes Beispiel: Statt zu essen ärgern und piesacken sie sich gegenseitig am Mittagstisch. Welche Mutter kriegt da nicht einmal die Krise?

Aber ich gebe zu: Es kann nicht schaden einmal tief durchzuatmen und sich weniger stressen (selbst zu stressen oder stressen zu lassen) und alles ein bisschen leichter zu nehmen.

Aber lassen wir hier die Autorin, Diplom-Pädagogin (und mehr - siehe Kasten hier links) zu Wort kommen: „Schlafen, trödeln, aufräumen - es sind die alltäglichen Momente im Leben mit Kindern, die Eltern verzweifeln lassen," hat sie festgestellt. Sie beantwortet in ihrem Buch „Erziehen mit Mut und Muße" die großen und kleinen Fragen zu Babys, Klein- und Vorschulkindern. Verunsicherte Eltern können das Buch zielge-

Ingrid Löbner ist Diplompädagogin, Psychoanalytische Beraterin, Körper- und Traumatherapeutin. Sie arbeitet bei Pro Familia in Tübingen und lehrt seit 1991 an der Staatlichen Hebammenschule der Universität. Seit zehn Jahren ist sie Sprecherin des »Bündnis für Familie Tübingen«. Seit Jahrzehnten berät sie überforderte Eltern mit Babys, Kleinkindern und Vorschulkindern. Bisher ist von ihr bei Fischer & Gann der Erfolgstitel »Gelassene Eltern – glückliche Kinder« erschienen (2016).

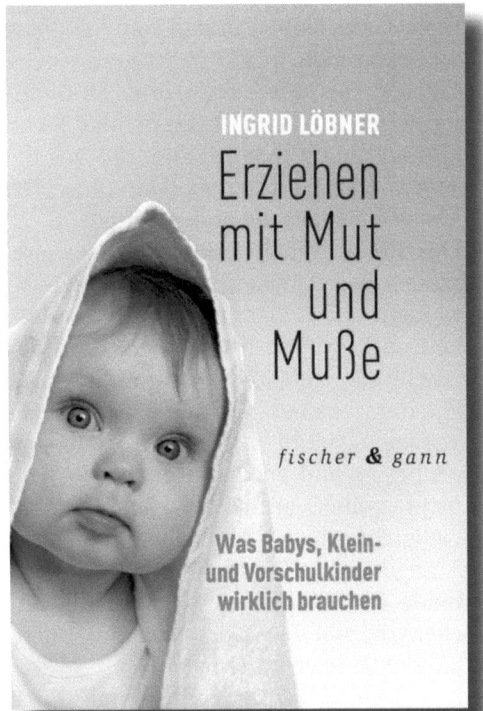

Ingrid Löbner, „Erziehen mit Mut und Muße. Was Babys, Klein- und Vorschulkinder wirklich brauchen", Fischer & Gann Verlag, 300 Seiten, 20,00 € / 20,60 € (A) ISBN 978- 3-903072-47-3

Auch Tanja Draxler-Zenz rät Familien zu mehr Gelassenheit und Entspannung im Familienalltag.

Der Familienalltag hat es in sich: Beruf und Schule fordern uns, auch im Haushalt stehen tausend Dinge an. Nicht nur Kinder fühlen sich in dieser schnelllebigen Zeit überfordert und reagieren gereizt. Viele Eltern handeln anders, als sie das von sich erwartet hätten.

Tanja Draxler-Zenz, Mutter dreier Kinder und erfahrene Familienberaterin, kennt die Herausforderungen. Sie gibt Tipps, wie man mit einfachen Schritten zu mehr Gelassenheit findet. Weg von zu hohen Ansprüchen, weg vom Förderwahn und der Überbehütung! Zeit und Zuwen-

richtet wie ein Nachschlagewerk zu ihrem speziellen Problem nutzen. Ein Stichwortverzeichnis dazu wäre hilfreich gewesen. So muss man sich stattdessen das ausführliche Inhaltsverzeichnis anschauen.

Was mir gefällt an dem Buch, sind die vielen aus dem Leben gegriffenen Fragen, die die Autorin individuell und oft auch unkonventionell beantwortet. Manchmal müssen eben Currywurst mit Pommes und Vanilleeis gleichzeitig sein, statt konsequente Essensregeln für alle Beteiligten.

Und das ist dann doch ein bisschen wie bei Pippi Langstrumpf, die uns in unserer Kindheit so gut gefallen hat, oder?

Tanja Draxler-Zenz, „Gelassenheit steckt an. Entspannt durch den Familienalltag", Ennsthaler Verlag, 180 Seiten, 16,90 Euro (A/D) / 24,50 CHF ISBN 978-3-85068-973-1

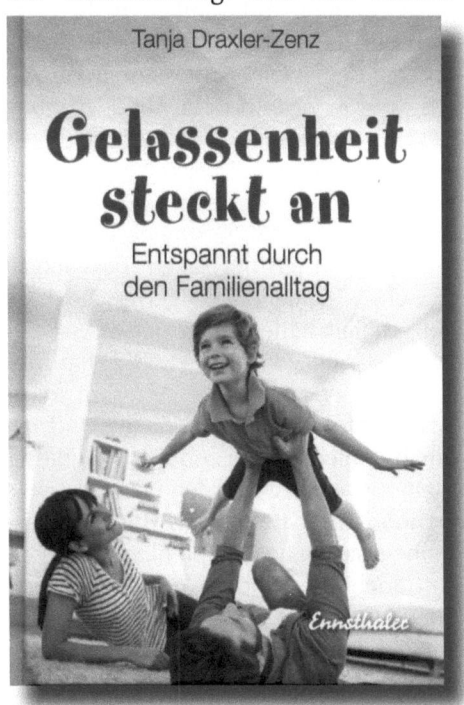

dung, Achtsamkeit und freies Spiel sind die Zauberwörter, um sich selbst und Kinder glücklich zu machen. Das Buch lädt ein zum Herunterschalten, die Botschaft lautet: Lassen Sie sich und Ihren Kindern mehr Zeit!

Da ist es schon wieder - dieses grässliche Soz-Päd-Neusprech-Wort: Achtsamkeit. Ich mag es nicht. Es ist schwammig, keiner weiß, was es so richtig bedeutet. Intuitiv würde ich sowieso auf die Gefühle und Wesenszustände meiner Zwillinge achten, ihre Gefühle und Besonderheiten beachten - versteht man das dann unter Achtsamkeit?

Allein in einem stressigen Alltag, in dem die Zwillings- oder Drillingsmutter zur Arbeit hasten muss, vorher noch schnell ihre Kinder in einen Kindergarten bugsieren muss - wie soll sie da auf die Befindlichkeiten der lieben Kleinen auch noch achten - also achtsam sein?

Lesen wir, was die Autorin ab Seite 37 dazu schreibt: Achtsamkeit heißt „einfach nur da sein". Die Aufmerksamkeit ruht auf dem jetzigen Moment. Beobachten der Kinder und ihrer Aktionen ohne Bewertung, oder auch Konzentration auf einen Gegenstand, auf einen Menschen - tief durchatmen. Achtsam sein.

Also im Rückblick auf meine eigene Situation kann ich nur sagen, dass ich in manchen Situationen gerne gelassener reagiert hätte. Doch der Stress, der zwangsläufig von außen wirkt, hat dies nicht immer zugelassen. Achtsam sein - das kannte man damals nicht. Und ich bin mir nicht sicher, ob ich mit dieser Methode warm geworden wäre.

Dennoch möchte ich das Buch „Gelassenheit steckt an" empfehlen. Denn es hat noch niemandem geschadet, sich über die eigene Wirklichkeit Gedanken zu machen und nach Lösungen zu suchen, den Stress zu minimieren und mehr Gelassenheit in den Familienalltag zu bekommen.

Gerade uns Zwillings- und Drillingsmüttern fehlt dazu oft die richtige Sicht. Deshalb nützt jede Lektüre, die uns die Augen öffnet. Ob wir es dann umsetzen können - das ist die andere Frage.

Das Buch enthält jedenfalls viele gute Ideen, den Umgang mit den eigenen Kindern und in der Familie, zu überdenken und neu zu strukturieren. Und das macht die Lektüre sympathisch: Tanja Draxler-Zenz hat - wie sie selbst in ihrem Vorwort schreibt - die guten Vorsätze, alles besser und anders zu machen, auch nicht immer umsetzen können. Aber vielleicht schaffen Sie es, wenn Sie sich Anregungen in Buchform holen?

Beide Bücher können Sie, wie alle Bücher, die wir hier vorstellen, im Buchhandel käuflich erwerben.

Beide Bücher verlosen wir einmalig auch in unserem „Buch gegen Beitrag"-Programm, wenn Sie uns einen Beitrag aus Ihrem Alltag mit Zwillingen oder Drillingen schicken. Die komplette Liste aller Bücher aus diesem Programm finden Sie unter www.twins.de

Tanja Draxler-Zenz, MSc ist ausgebildete Pädagogin und Psychosoziale Beraterin. Sie ist als Lebens- und Sozialberaterin mit Schwerpunkt systemische Familienberatung in eigener Praxis tätig. Seit 2006 Geschäftsführerin des Instituts für Klang- und Entspannungspädagogik. Als Trainerin in der Erwachsenenbildung hält sie Vorträge und Seminare im In- und Ausland. In ihren Büchern beschäftigt sie sich mit Themen rund um eine stressfreie Kindheit, Familie und Erziehung. Sie hat drei Kinder und lebt mit ihrem Mann in der Steiermark.

www.tanjadraxler.at

Zwillingstreffen: Leonie und Sarah laden ein

Das war ja lange schon einmal fällig: Es gibt Zwillingstreffen in Berlin, in Potsdam, in Österreich und jetzt auch in München. Den eineiigen Zwillingsschwestern Leonie und Sarah sei Dank. Termin ist der 23.9.2017

Am 23.9.2017 ist es soweit: das erste Münchner Zwillingstreffen findet statt. Initiiert wird es von den Zwillingsschwestern Leonie und Sarah, die sich gerne einmal mit Gleichgesinnten treffen wollten. Und so ist der Ablauf:

„Wir treffen uns um 11 Uhr am Olympiaturm im Olympiapark. Nach einem gemeinsamen Zwillingsfoto werden wir zusammen auf die Aussichtsplattform des Turmes fahren. Auf Münchens höchstem Gebäude hat man einen unübertrefflichen Ausblick auf die Isarmetropole München mit ihren Sehenswürdigkeiten wie die Allianz Arena, das BMW Museum, den ganzen Olympiapark und bei gutem Wetter auch auf die Alpen. Und wer will, kann sich auf dem Turm im Rockmuseum in die Musikgeschichte entführen lassen.

Danach haben wir uns eine Stärkung im Biergarten im Olympiapark verdient.

Am Nachmittag geht es zum Oktoberfest! Wer kennt es nicht: Das größte Volksfest der Welt auch die Wies'n genannt. Wir haben für das Zwillingstreffen ein paar Tische um 18 Uhr im Traditionszelt reserviert. Dort können wir gemütlich zusammen sitzen, uns unterhalten, eine Maß trinken, Hendl essen und den bayerischen Volkstänzen und Schnalzern

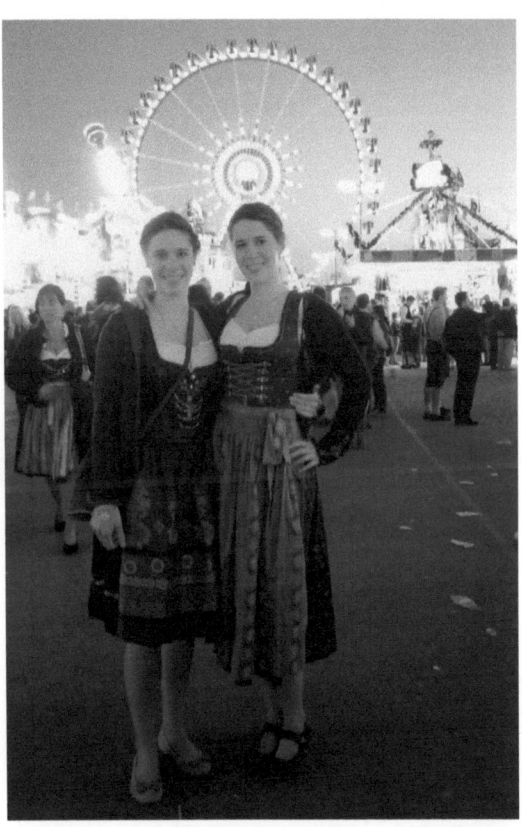

Leonie & Sarah sind Wies'n-Fans

zuschauen. Wer will, kann auch mittanzen ... Und vielleicht lassen wir uns dann noch eine bayerische Überraschung einfallen." (Leonie)

Hier kann man sich anmelden: https://muenchen-zwillingstreffen.jimdo.com/zwillingstreffen-münchen-2017/

Viel Spaß im Sommer 2017

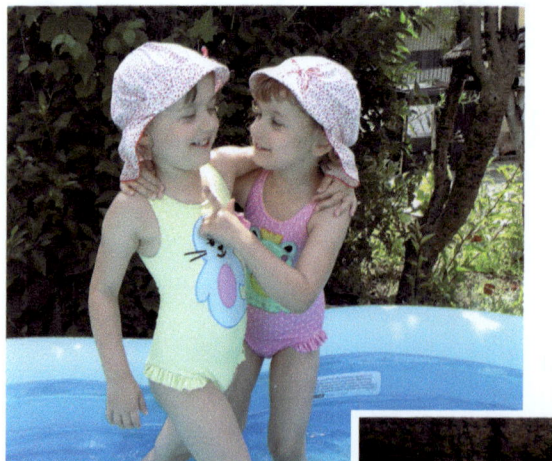

Elsa und Lara haben viel Spaß im gemeinsamen Plantschbecken (Foto oben).

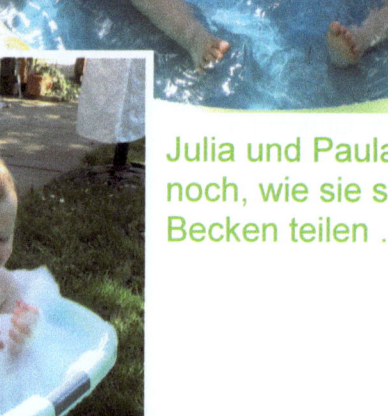

Julia und Paula überlegen noch, wie sie sich das Becken teilen ...

Für die Zwillinge Paul (links) und Theo tut's sogar eine einfache kleine Badewanne.

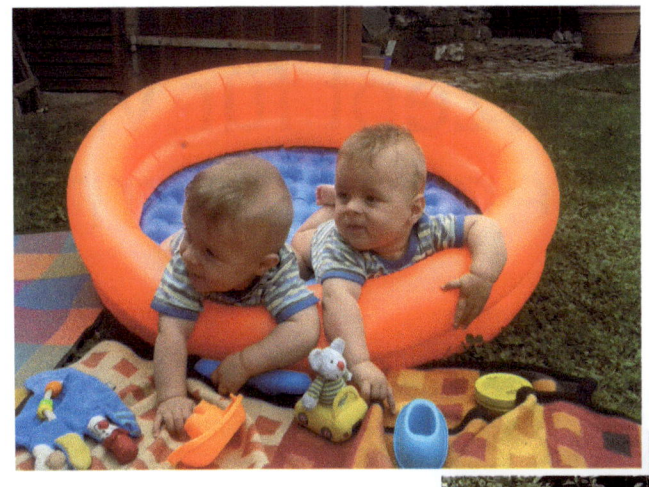

Da ist aber noch kein Wasser drin - beschweren sich die Zwillinge Anton und Henri.

Das gehört für Sören und Emil zu einem perfekten Sommertag: Eis essen, Traktor fahren und ein kühles Bad im Pool.

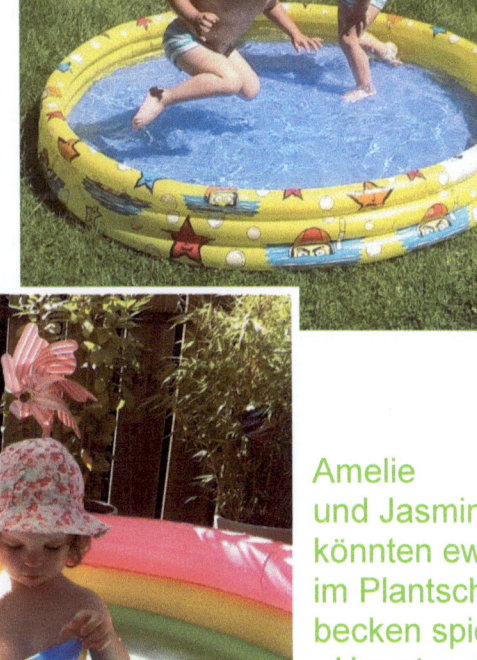

Amelie und Jasmin könnten ewig im Plantschbecken spielen - Hauptsache, das Wetter bleibt so schön!!!

Lieblingsrezept für vier Jungs: Ofenschmarrn

Hier kommt ein Rezept von Diana aus der Schweiz, deren vier Jungs total auf Ofenschmarrn stehen. Heute helfen die Zwillinge mit.

Lieblingsrezept meiner vier Jungs: Ofenschmarrn mit Apfelmus oder Dörrfrüchtekompott und Puderzucker. Dieses Rezept hat viele Vorteile. Zum einen schmeckt es sehr lecker, es ist einfach und schnell zuzubereiten, ergiebig, die Kinder können bei jedem Arbeitsschritt problemlos mithelfen und das Aufräumen geht auch schnell. Kein Wunder wünschen sie sich dieses Gericht immer wieder und entspreche ich diesem Wunsch auch gerne. Bei der Süße des Teiges kann man auch variieren, zwei Esslöffel Zucker reichen auch. Wenn es mal schneller gehen muss, lasse ich einfach das Kompott weg und öffne eine Dose Apfelmus.

Ofenschmarren mit Dörrfrüchtekompott

Vor- und zubereiten: ca. 45 Minuten (mit Kindern)/Backen: circa 10 Minuten, für ein großes, rechteckiges Blech, gefettet.

Dörrfrüchtekompott - Arbeitsschritt 1

- 300 g gemischte Dörrfrüchte eventuell in Stücke schneiden,
- mit 5 dl Wasser aufkochen,
- circa 10 Minuten köcheln lassen.

Ofenschmarren

Arbeitsschritt 2
- 225 g Mehl
- 3 Esslöffel Zucker

- ¼ Teelöffel Salz
- 2 ½ dl Milch

Mehl, Zucker und Salz in einer großen Schüssel mischen

Arbeitsschritt 3: Milch dazu gießen, mit dem Schwingbesen rühren, bis ein glatter Teig entsteht.

Arbeitsschritt 4: 6 frische Eigelbe unter den Teig rühren.

Arbeitsschritt 5: 6 frische Eiweiße mit 2 Prisen Salz mit den Schwingbesen des Handrührgeräts steif schlagen.

Arbeitschritt 6: Eischnee auf den Teig geben, mit dem Gummischaber sorgfältig darunter ziehen.

Arbeitsschritt 7: Den Teig in das vorbereitete Blech gießen.

Backen: circa 10 Minuten in der Mitte des auf 220 Grad vorgeheizten Ofens. Herausnehmen, Blech auf einen feuchten Lappen stellen, mit Topflappen festhalten. Schmarrn mit zwei Bratschaufeln in kleine Stücke zupfen.

Arbeitsschritt 8: Schmarrn auf Teller verteilen, Puderzucker in kleines Sieb geben, Schmarrn damit bestäuben. Mit warmen Dörrefrüchtekompott schmeckt herrlich!

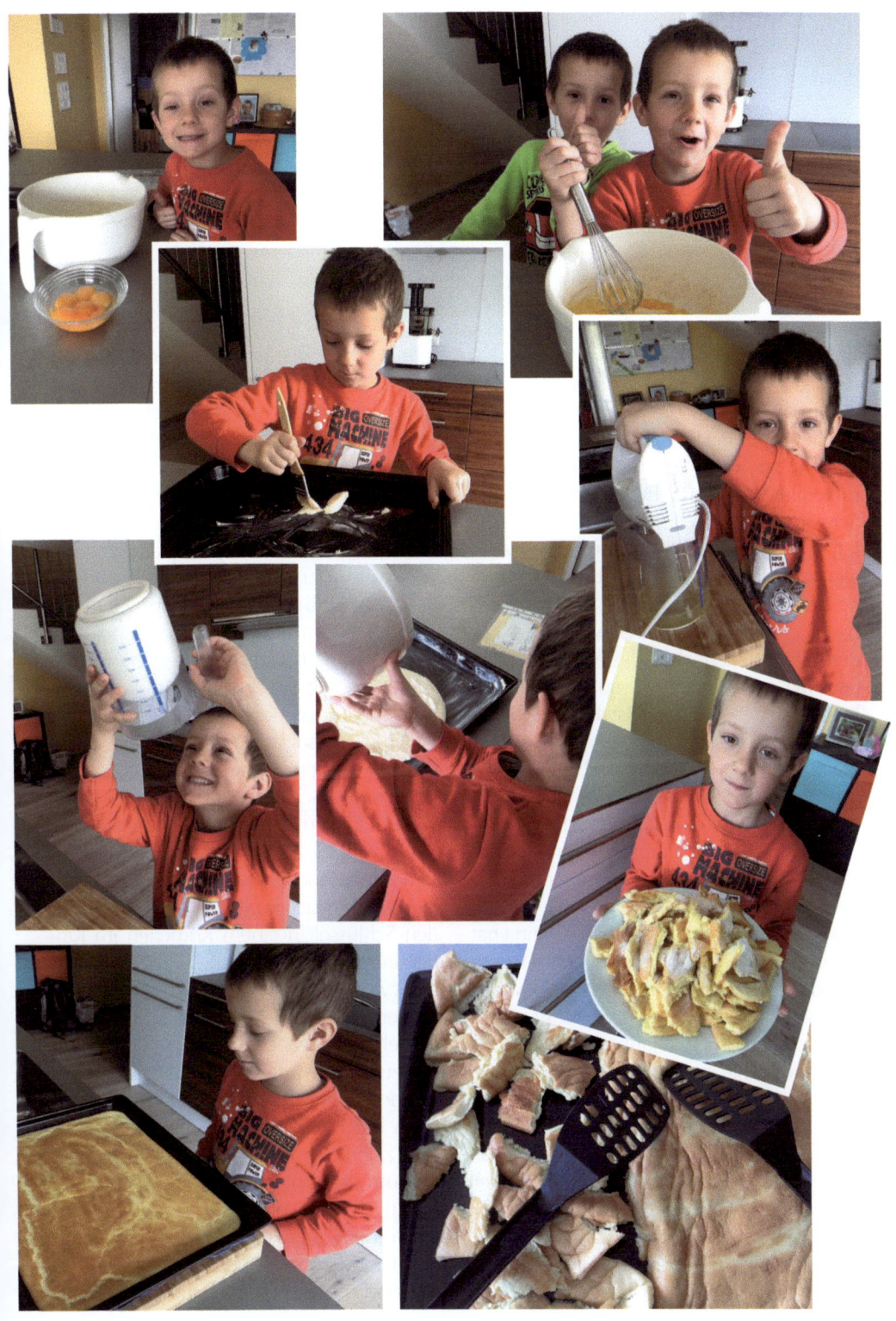

Angst lässt lügen

Sigrun Eder, Autorin aus Österreich und Mutter von Janna und Atsrid, die wir seit vier Jahren begleiten dürfen, hat sich Gedanken über das Lügen gemacht und festgestellt: Es ist Angst, die Kinder lügen lässt.

Astrid und Janna haben seit kurzem das silberne Schwimmabzeichen. Gefreut haben sie sich schon ein bisschen. Doch viel schlimmer wiegen die Erfahrungen im zu frischen Sportbecken. Da gab es anfangs Tränen, zu viele, so dass wir ein Level runtergingen. Vom Schwimmtraining zum Schwimmkurs.

Ich dachte, die Sache mit den Tränen wäre somit erledigt. Nein, denn sobald die Gruppe auch die halbe Zeit zum Üben im Sportbecken verbrachte, ging es wieder los. Mit dem Unterschied, dass diese bloß am selben Tag im „Kinder-wir-müssen-langsam-los-Zeitfenster" kamen anstatt Tage vorher. Ich war bei jedem Schwimmkurs dabei und konnte sehen, wie Astrid Mut entwickelte oder sich auch Janna das erste Mal bereitwillig für eine Übung gemeldet hat. Leider kam sie als Vorletzte dran. Da half am Beckenrand festhalten und Fröschebeine machen auch nur minimal.

Beim letzten Termin ist es passiert. Janna hat mich angelogen. Denn erstaunlicher Weise war der Wohnungsschlüssel ein paar Minuten, bevor wir los mussten, verschwunden. Mir nichts, dir nichts. Janna stand am Esstisch und drehte mir den Rücken zu. Ich fing an zu suchen. Erst gemütlich, dann hektisch und dann fiel mir ein, dass das schon komisch ist, so kurz vorm Schwimmkurs. Ich fragte bei Janna nach, ob sie wisse, wo der Schlüssel sei und ob sie ihn versteckt habe. Sie verneinte. Ich glaubte es ihr anfangs. Weil sie nicht mit der Wimper zuckte.

Astrid wurde von meiner Hektik angesteckt

und versuchte zu intervenieren, in dem sie Janna bat, ihr zu sagen, wo denn der Schlüssel sei. Astrid sagte das, was ich sagte, wie ein Papagei nach, nur freundlicher. Sie hatte auch den deutlichen Verdacht, dass hier was faul ist. Ich reagierte zunehmend aufgebrachter, da wir den Reserveschlüssel zur Sicherheit woanders geparkt haben. Janna leugnete immer noch hartnäckig damit was zu tun zu haben. Gleichzeitig flüsterte Janna Astrid immer wieder was ins Ohr. Astrid war betrübt, nie was verstanden zu haben und lief planlos suchend durch die Wohnung. Ich war inzwischen richtig wütend und forderte Janna auf, mir endlich die Wahrheit zu sagen. Keine Reaktion. Dann drohte ich mit fernsehfrei und strich zusätzlich das „Schwimmkurs-Belohnungseis" von der Einkaufsliste.

Astrid fand den Streit schlimm und verhielt sich sehr kooperativ und vermittelnd. Doch Janna zeigte sich weiterhin bockig. Als ich den Schlüssel in einem Körbchen im Kinderzimmer fand, war ich auf 180 und das heißt was bei mir. Schimpfend schob ich die Kinder, die sich dann wider Erwarten flott ausgehfertig gemacht haben, im Radanhänger zum Schwimmkurs. Im Eiltempo und gerade noch rechtzeitig. Die Schwimmtrainerin bat ich, auf meine sehr ängstlichen und zitternden Mädchen gut aufzupassen und um das Problem zu verdeutlichen, erzählte ich auch vom versteckten Schlüssel. Nach dem Schwimmkurs durften Astrid und Janna noch bleiben, sie genossen es, das Becken für sich zu haben. Zu Hause spielten sie einträchtig. Keine wagte es, nach dem Eis oder dem Fernsehen zu fragen. Janna versprach beim Schlafengehen mit Nicken - sie ist ein Sturkopf - so etwas nicht noch einmal zu tun. Weder mich anzulügen, noch etwas Wichtiges zu verstecken. Am nächsten Morgen stand Astrid auf und wollte sofort wissen, wie viele Tage noch fernsehfrei wären, während Janna mir entrüstet erklärte, die Tweety hätte den Schlüssel versteckt, nicht sie. Na super, dachte ich.

Gewundert hat mich, dass Astrid so lieb war und die Strafe tapfer mit ihrer Schwester ertragen hat, obwohl sie nichts angestellt hat. Für die Zukunft benötige ich hier einen Plan B. Ebenso, wie ich mit Lügen umgehe. Den Hintergrund der Handlung verstehe ich. Das Verhalten auch, doch mehrmals angelogen zu werden, tat

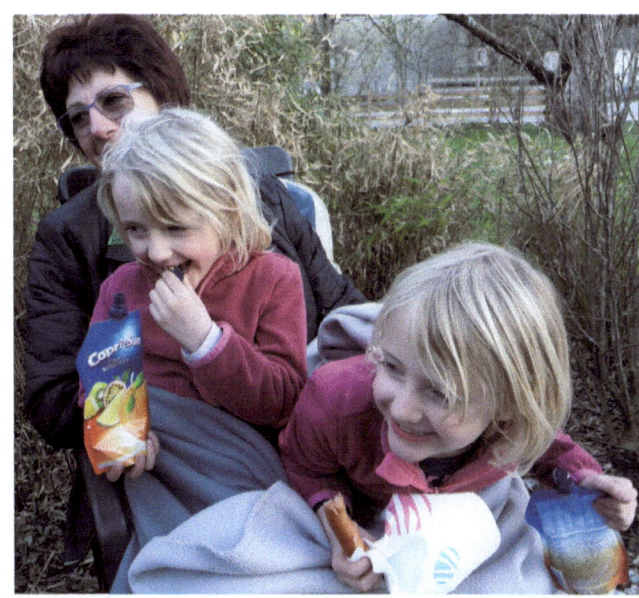

Oma mit Janna (li.) und Astrid, die zu ihrer Schwester hält.

mir weh. Das hatten wir bislang nicht. Somit haben wir hier das nächste Level erreicht, während wir in Sachen „Goldenes Schwimmabzeichen" pausieren. (Sigrun Eder)

Für Kinder, die keine volle Hose wollen ...

Das Bilder-Erzählbuch „Kacks ade!" eignet sich für Kinder ab etwa vier Jahre, die ihr Kacks einfach runterspülen und keine volle Hose mehr haben wollen. In der farbenfroh illustrierten Bildergeschichte geht es um Lolas stinkiges Problem. Stets landet Lolas Kacks dort, wo es nicht hingehört: in der Hose, im Bett oder sogar als Kunstwerk an den Wänden. Lola bekommt vom Kacks-Verdrücken nach einiger Zeit scheußliches Bauchweh und muss zum Arzt. Als die Medikamente Lolas Kacks endlich klein gemacht haben und es auf der Toilette raus kann, beschließt Lola, ihr Verhalten zu ändern. Die anschließenden, zahlreichen Mit-Mach-Seiten zum Aufschreiben und Aufmalen helfen Kindern, das Kacks-Problem besser zu verstehen und herauszufinden, wie sie es loswerden können. Ein Titel der Kindersachbuchreihe „SOWAS!" von Psychologin Sigrun Eder (www.sowas-buch.de).

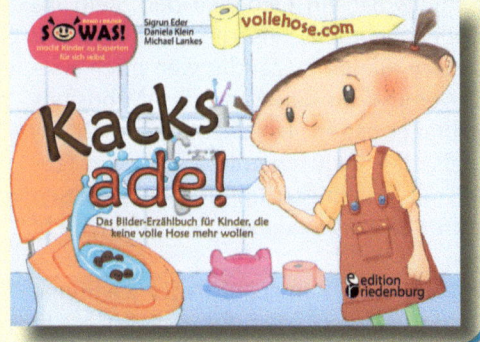

Verlag edition riedenburg
www.editionriedenburg.at
ISBN 978-3-903085-55-8
14,90 Euro

Wie Zwillingsmutter Astrid Oberhammer zum Schreiben kam ...

Zwillingsbücher entstehen eigentlich immer dadurch, dass Eltern von Zwillingen ihre Erfahrungen zu Papier bringen wollen. In der Anfangszeit dachte die alleinerziehende Zwillingsmutter Astrid: „Auch der Teufel wäre mit Zwillingen überfordert" ... und fieberte bald ihrem ersten Buch „In der Hölle ist der Himmel los" entgegen. Sie beschreibt ihren Werdegang für uns.

Bereits mit fünf Jahren habe ich verkehrt lesen gelernt, indem ich meinem Bruder bei den Hausaufgaben vis-à-vis gesessen bin und alles, was er gelernt hat, wie ein Schwamm aufgesaugt habe.

Ab diesem Zeitpunkt durfte ich mir Bücher aus der Stadtbücherei ausleihen, wobei ich das Ziel hatte, alle Bücher zu lesen, was ich schlussendlich auch beinahe geschafft habe. Beinahe deswegen, weil es dann doch nicht alle Bücher geschafft haben, mein Leserherz zu gewinnen.

Ich hatte das Buch fertig im Kopf.

Geschrieben habe ich danach bis zur Geburt meiner Zwillinge nur wenig. Allerdings hat ein Gedanke den Stein ins Rollen gebracht, als die Zwillinge, für die ich alleine zuständig war, mich wieder einmal an den Rand des Wahnsinns gebracht hatten. Ich dachte nämlich damals, dass wahrscheinlich sogar der Teufel mit Zwillingen überfordert gewesen wäre. Dieser Gedanke ließ mich nicht los.

Ich hatte bis zum Eintritt der Zwillinge in den Kindergarten für das Buch „In

der Hölle ist der Himmel los" die Idee fertig ausgegoren. Nachdem die Eingewöhnung der Kinder etwas länger dauerte, hatte ich meine Arbeitsstunden noch nicht erhöht, somit waren die drei Monate ausreichend, die ich dann zum Schreiben benötigte, um alles niederzuschreiben.

Noch mehr gute Ideen.

Plötzlich ging es Schlag auf Schlag. Kein halbes Jahr später drängte mich der Krimi „Muttis Liebling", ihn in Papierform zu bringen. Diesmal benötigte ich nur noch zwei Monate zum Schreiben, wobei ich an diesem Buch hauptsächlich nachts arbeitete, wenn die Zwillinge endlich eingeschlafen waren.

Dieses Warten auf den Zeitpunkt, daran weiter schreiben zu können, war eigentlich die schlimmste Folter, da ich panische Angst hatte, einen guten Text bis zur Niederschrift vergessen zu haben.

Anfang 2014 war es dann so weit. Gleich beide Bücher erschienen im Januar bei Books on Demand.

Danach habe ich nur einige Kurzgeschichten und für die Zeitschrift ZWIL-

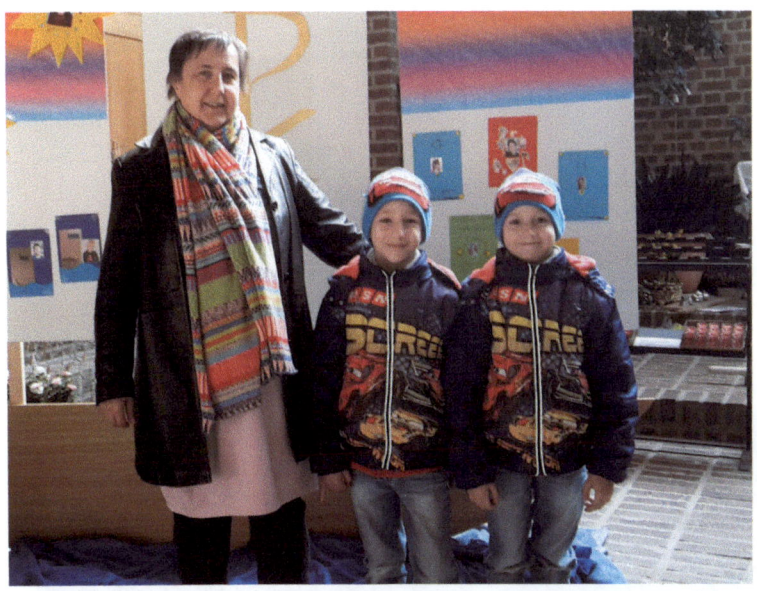

Immer wenn die Kinder schliefen ... Albin und Alexander ... griff Astrid Oberhammer zur Feder beziehungsweise zum Computer und setzte ihre Geschichten um.

LINGE einige Artikel verfasst, als die Idee zum Christkind-Buch Ende 2015 als Geschichte entstand.

Ein Weihnachtsbuch über und für Zwillinge und andere Kinder.

Danach ging es erst richtig los. Ich suchte in unserer Zwillingsmütter-Gruppe auf Facebook Zeichnerinnen, die die Geschichte um die Zwillingshelfer und das Christkind lebendig machen sollten.

Drei Zwillingsmütter schickten mir ihre Zeichnungen nach meiner Anleitung, ich suchte einen Verlag, den ich unmittelbarer Nähe auch fand. Der Tips-Verlag in Linz (Oberösterreich) verlegte mein Herzensprojekt, welches am 18. November 2016 erschienen ist und seither schon viele Kinder erfreut hat.

Jetzt freue ich mich schon auf mein nächstes Projekt. (Astrid Oberhammer)

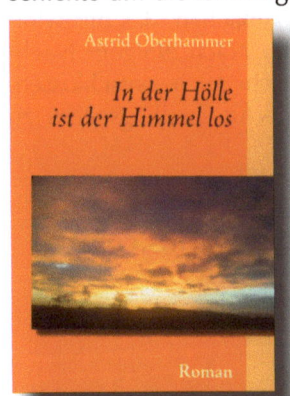

In der Hölle ist der Himmel los, 156 Seiten, ISBN 978-3-7322-8854-0, 9,90 Euro, bestellbar im Buchhandel - auch online.

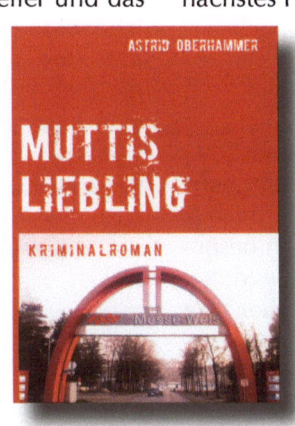

Muttis Liebling, 216 Seiten, ISBN 978-3-7322-8580-8, 13,90 Euro, bestellbar im Buchhandel - auch online.

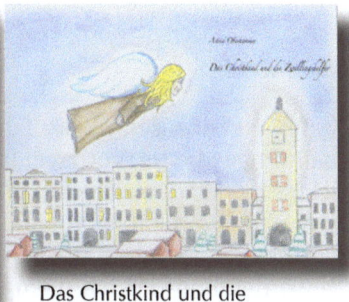

Das Christkind und die Zwillingshelfer, ein weihnachtliches Vorlese- und Bilderbuch, Verlag Tips Zeitungs GmbH & Co. KG, ISBN 978-3-853580-24-0, 9,90 Euro, bestellbar im Buchhandel - auch online.

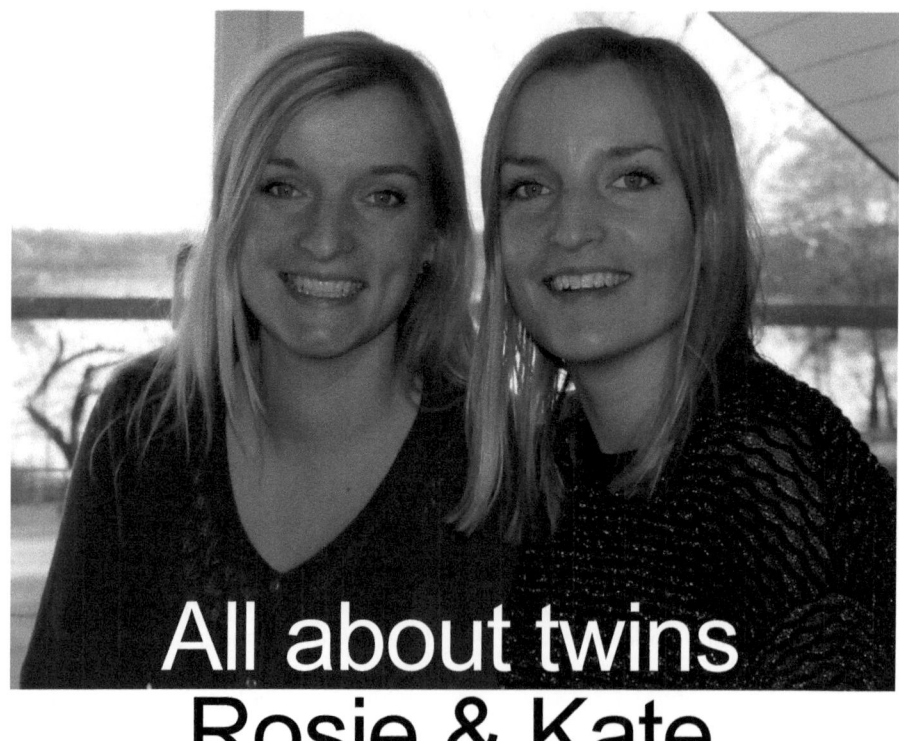

All about twins
Rosie & Kate

Wer einmal mit dem Thema „Zwillinge" in Berührung gekommen ist, kann sich dem „Zauber" des Themas nicht mehr entziehen. Auch Kate aus Dänemark hat hautnah erlebt, wie es ist, als eineiiger Zwilling aufzuwachsen. Sie hat eine informative Internetseite für alle Interessierte ins Leben gerufen.

Wie bist Du auf die Idee gekommen, eine Seite über Zwillinge (die Seite www.about-twins.com) zu machen?

Kate: Ich habe zehn Jahre lang als Journalistin gearbeitet. Vor zwei Jahren habe ich gemerkt, dass ich nur über Sachen schreibe, die mich nicht wirklich besonders interessieren. Ich war gerade Mutter geworden und das hat mein Leben, vor allem auf der emotionalen Seite, verändert. Plötzlich kamen mir die Erinnerungen an meine eigene Kindheit in den Sinn.
Da habe ich beschlossen, meinem Berufsleben eine neue Richtung zu geben.

Ich wollte etwas machen, das mir wirklich Spaß macht. Nach einigem Nachdenken, habe ich mich entschlossen, eine Internetseite für Zwillingseltern zu machen.
Besucht doch mal

www.about-twins.com

Und warum gerade etwas mit Zwillingen?

Kate: Ich bin zusammen mit meiner eineiigen Zwillingsschwester aufgewachsen und habe es immer sehr interessant gefunden, wie Außenstehende auf uns reagiert haben und wie sehr es die eigene Identität beeinflusst, wenn man einen Zwilling hat. Unser Vater ist übrigens auch ein eineiiger Zwilling. Ich glaube, das war ein Vorteil für uns, ein Elternteil zu haben, das wusste, wie es ist, einen eineiigen Zwilling zu haben. Allerdings glaube ich auch, dass nicht alle Zwillinge so fühlen – verschiedene Zwillinge fühlen unterschiedlich.

Diese Website zu machen, ist natürlich in gewisser Weise selbstsüchtig. Zu erforschen und zu erfahren, was es Neues über Zwillinge gibt, erklärt auch mir ein bisschen, wie ich zu der Person werden konnte, die ich heute bin.

Was steckt noch hinter Deiner Seite?

Kate: Ich möchte, dass meine Zwillingsseite mich eines Tages ernährt, ohne dass ich deshalb an journalistischer Glaubwürdigkeit einbüße. Deshalb ist es mir wichtig, eine klare Trennung zwischen Werbung, Anzeigen und journalistischen Inhalten zu haben. Ich akzeptiere keine Sponsoren, ich mache keine Produktwerbung und hier werden auch keine gesponserten Inhalte veröffentlicht.

Welche Inhalte hält die Seite für Zwillingseltern und andere Interessierte bereit?

Im Moment besteht die Seite aus einer Menge Artikel, die sich mit Zwillingen unter ganz verschiedenen Aspekten beschäftigen. Ich habe beides: persönliche Beiträge von Zwillingseltern, aber auch Artikel über Zwillingsschwangerschaften, Zwillingsgeburten und die neuesten wissenschaftlichen Erkenntnisse.

Hast Du noch weitere Pläne mit Zwillingen?

Und ich plane ein Forum aufzumachen, in dem Eltern sich treffen können, diskutieren und Erfahrungen austauschen können.
Ich freue mich auf Ideen, feedback und auch Fragen.
Schreibt einfach an:

kate@about-twins.com

Unten: Screenshot der Seite www.about-twins.com - viele interessante Themen - für jeden was dabei.

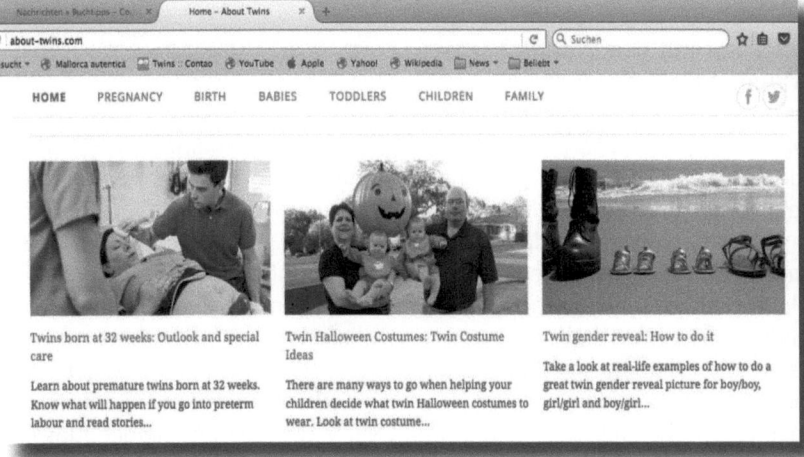

Ich bin stolz auf sie: Adrian und Kilian

Zwillingsmutter Gabi meldete sich in unserer Redaktion. Sie wollte ein Abonnement der Zeitschrift, die sie selbst lange gelesen hatte, verschenken. Und dann fragte ich sie, ob sie nicht über ihre erwachsenen Jungs berichten wollte. Hier ist die Story.

Schon in der Schwangerschaft hat der zu erwartende Gewichtsunterschied von 900 Gramm uns werdende Eltern in Angst und Schrecken versetzt. Meine Gynäkologin wollte dem Gewichtsunterschied auf den Grund gehen und hat uns zu einem „Facharzt" überwiesen, der damals über den heute bereits üblichen Doppler-Ultraschall verfügt hat.

Wird nur ein Zwilling überleben?

Nachdem auch er den Gewichtsunterschied festgestellt hatte, wollte er gerne wissen, für welchen der beiden Zwillinge wir uns „im Fall des Falles entscheiden". Wir haben ziemlich aufgelöst die Praxis verlassen und sind nach Rücksprache mit meiner Ärztin zu einem wirklichen Spezialisten nach München gefahren, der uns mit den Worten begrüßt hat: „Warum sollen zweieiige Zwillinge gleich groß sein?" Also - Gott sei Dank - die ganze Aufregung umsonst.

Es wurde uns die ganze Schwangerschaft durch ein Junge und ein Mädchen vorausgesagt - dabei waren es dann doch zwei Jungs! Adrian kann heute ganz gut damit leben, dass unter seinen Ultraschallbildern „Susanne" steht ...

Im Vorschulalter haben sie nach einer Schnupperstunde bei den Pfadfindern angefangen, worüber ich sehr froh war,

da wir hier eine kleine Familie sind. Die Pfadfinder fahren von ganz klein bis ganz groß zusammen ins Ferienlager und ich habe für meine Kinder gehofft, dass sie einfach ein soziales Miteinander und mehr Selbstständigkeit lernen. Dieser Wunsch hat sich - pubertätsbedingt mal mehr, mal weniger - erfüllt, worüber ich alles in allem sehr dankbar bin. Inzwischen leiten sie selber die Gruppen mit den kleineren Kindern.

In diesem Alter fanden sie auch unser sogenanntes „Witzebuch" noch interessant - von Anfang an habe ich Kleinigkeiten aufgeschrieben: den ersten Zahn, den ersten Haarschnitt usw. Später kamen dann eben die üblichen Anekdoten dazu - übrigens haben auch zweieiige Zwillinge ihre eigene Sprache.

Geschichten von früher sind heute peinlich ...

Heute sind meinen Jungs diese Geschichten nur noch peinlich! Aber für mich sind es wunderbare Erinnerungen, die ohne diese schriftliche Gedächtnisstütze größtenteils vergessen wären.

Im letzten November sind Adrian und Kilian 18 geworden und sie sind zwei wunderbare junge Menschen, die unterschiedlicher nicht sein könnten.

Nach der Geburt meiner Jungs hat mir

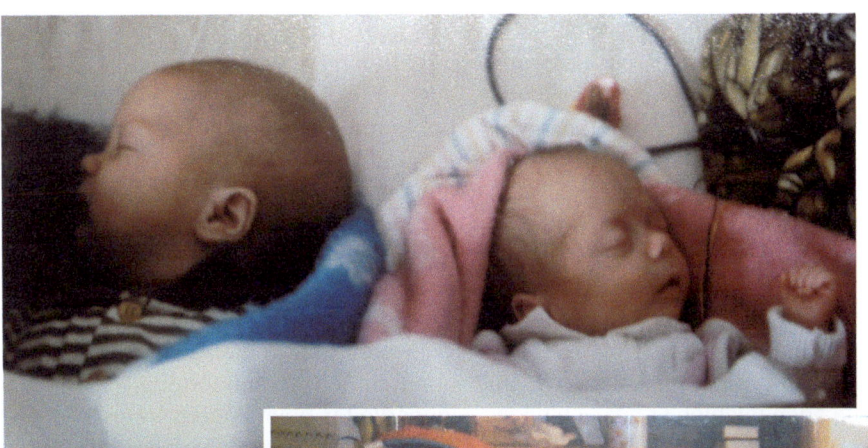

6 Wochen zu
früh geboren
und mit großem
Gewichts-
unterschied (900
Gramm) ... aber
wie man sieht:
aus den kleinen
Würmchen wur-
den große Jungs

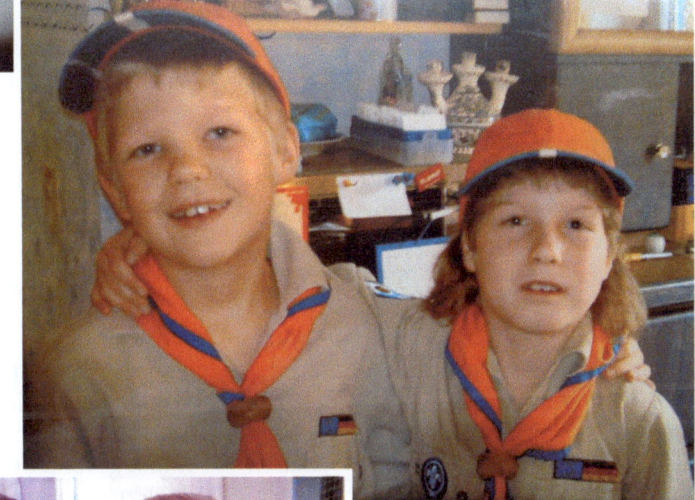

Heute sind Adrian und
Kilian erwachsene
Männer und die
Geschichten aus ihrer
Kindheit sind ihnen eher
peinlich.
Ach, Blödsinn ... Eure
Mama ist einfach nur
stolz auf Euch.

*PS. Die Redaktion entschuldigt
sich für die schlechte Fotoqua-
lität, die vor allem auch mit dem
Druck zu tun hat.*

ein Arzt im Krankenhaus gesagt, dass er die Erfahrung gemacht hat, dass der kleinere bei Zwillingen immer der temperamentvollere ist. Er vermutet, es liegt daran, dass die sich im Bauch schon durchsetzen müssen. Das passt bei meinen inzwischen erwachsenen Zwillingen wie die Faust aufs Auge.

Die Zwillinge sind unterschiedlich

Kilian ist ruhiger, überlegter, tut sich in der Schule auch leichter. Er hat sich nach einem Praktikum im Krankenhaus für die Krankenpflege entschieden - er wird im Sommer mit seiner Ausbildung und (das duale System macht's möglich) gleichzeitig mit dem Studium beginnen. Das passt auch zu ihm - während der Praktikumstage kam er immer glücklich und zufrieden nach Hause.

Und das ist das, was ich mir für die beiden wünsche: Dass jeder den Platz findet, der ihn glücklich und zufrieden macht!

Adrian, der eigentlich „größere" Bruder ist 15 Zentimeter kleiner, er ist viel spontaner, hatte lange kaum Selbstbewusstsein - er hat sich selbst in den Schatten seines Bruders gestellt, keiner hat die beiden verglichen - bei den Unterschieden kam ja kein Außenstehender drauf, dass die beiden Zwillinge sind! Wir haben sie aber auch unterschiedlich angezogen und in verschiedenen Klassen untergebracht, was ihnen wirklich gut tat.

Traumberuf gefunden: Schreiner

Adrian hat seinen Weg dann im Sport und einen Ausbildungsplatz in seinem Traumberuf gefunden: Er wird Schreiner. Ansonsten ist er unser Bewegungstier - alles was mit Berg zu tun hat, ist sein Ding. Bei Wind und Wetter raus - und möglichst rauf. Und wenn's Wetter wirklich mal zu schlecht ist - rein in die Kletterhalle. Irgendwas geht immer.

Wenn ich über meine Jungs etwas schreibe, komme ich immer ins Schwärmen - ich finde, sie sind einfach coole Socken! Und ich werde immer ärgerlich, wenn jemand auf unsere Jugend schimpft. Wenn ich mich so im Freundeskreis der Jungs umschaue: Respekt! - wie engagiert die jungen Leute oft sind.

Was mich sehr freut: Auch meine beiden übernehmen Verantwortung. Adrian als Jugendleiter beim Alpenverein oder seit zwei Jahren auch bei der Bergrettung. Und Kilian, der von Adrian als „mein kleiner Bruder" bei 1,86 Meter Länge vorgestellt wird, ist sehr stark bei den Pfadfindern eingebunden, wo er die jüngeren Kinder betreut.

Wir mussten 16 Jahre für Kinder kämpfen - es hat sich gelohnt!

Wenn ich diese Zeilen schreibe, kommen mir die Tränen - mein Mann und ich mussten 16 Jahre um Kinder kämpfen. Dann kamen die beiden Würmchen - Kilian gesund und Adrian kam mit stark verkürzter Harnröhre zur Welt, was zwei mehrstündige Operationen nach sich zog.

Als Adrian 2004 gerade seine letzte Nachuntersuchung überstanden hatte, erkrankte mein Mann an Krebs und starb daran.

Nach acht Jahren lernte ich wieder einen wunderbaren Mann kennen - und auch da haben die beiden jungen Männer wunderbar reagiert. Sie freuen sich einfach für mich und haben ihn auch in ihr Herz geschlossen.

Das Leben schreibt eben doch immer wieder Happy Ends! Und am Ende ist dann doch immer alles rund. (Gabi R.)

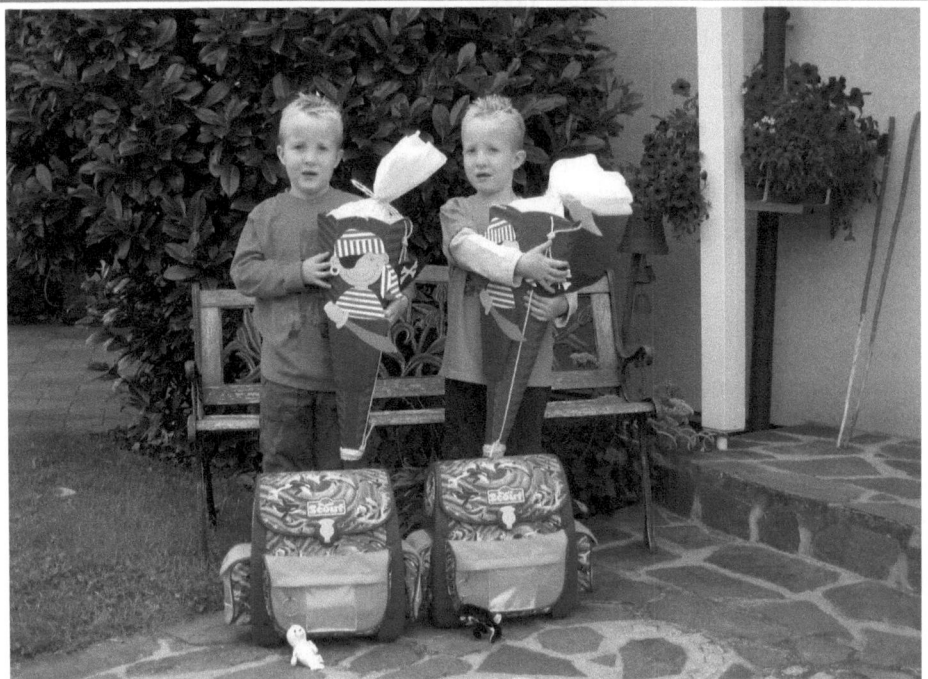

Das macht einen guten Schulranzen aus

Es kommt nicht nur auf das Gewicht an. Ein Schulranzen muss auch gut sitzen, so dass sich das Gewicht gut auf die Rückenpartie verteilt. Die Aktion Gesunder Rücken (AGR) e.V. hat die wichtigsten Tipps für Eltern von Schulanfängern zusammengestellt.

Der Schulanfang ist etwas ganz besonders auch für Zwillinge. Häufig fiebern sie schon lange vorher darauf hin, denn der Schulstart birgt viele neue Abenteuer. Meist wird schon der Kauf des Schulranzens zu einem großen emotionalen Erlebnis. Gerade auch bei Zwillingen - sollen die Schulranzen gleich sein? (eher nicht!), gibt es Streit um den „schöneren"? (hoffentlich nicht!)

Für die Kinder steht natürlich vor allem eins im Mittelpunkt: das Aussehen. Eltern hingegen achten vorrangig auf die gesundheitlichen Aspekte. Insbesondere die Rückenfreundlichkeit ist bei der Kaufentscheidung ein wichtiges Thema, denn der Schulranzen wird fast jeden Tag getragen und der Kinderrücken sollte dadurch nicht falsch belastet werden.

Und natürlich achten Zwillingseltern auch darauf, dass die Zwillinge glücklich sind mit der Wahl.

Die Aktion Gesunder Rücken (AGR) e.V. hat

sich auf die ergonomischen Eigenschaften von Produkten spezialisiert und gibt Tipps, worauf es wirklich ankommt. Hier sind sie: In vielen Köpfen herrscht die Vorstellung: je leichter, desto besser. Allerdings darf man das nicht pauschalisieren. Das Gewicht eines Schulranzens allein ist nicht ausschlaggebend, wenn Beschwerden auftreten.

Jedes Kind hat eine individuelle Belastungs-Verträglichkeit

Jedes Kind hat eine individuelle Belastungsverträglichkeit. Diese wird auch durch die Belastungsdauer, das Trageverhalten, die Muskulatur und die ergonomische Qualität des Ranzens beeinflusst. Allerdings wird jedes zusätzliche Gewicht dann schon kritisch betrachtet. Wissenschaftlich fundierte Belege, dass Rückenschmerzen bzw. Haltungsschwächen ausschließlich dem Tragegewicht geschuldet sind, gibt es allerdings nicht. Aktuelle Ergebnisse zeigen, dass es bei durchschnittlich fitten Heranwachsenden auch bei einem Tragegewicht von 20 Prozent ihres Körpergewichtes keine Hinweise auf Überlastung (laut Kid-Check Studie der Universität des Saarlandes 2008) gibt, wohingegen körperlich schwächere Kinder durchaus schon bei 12 Prozent (des eigenen Körpergewichts) Tragegewicht entsprechende Anzeichen aufweisen. Normwerte verleiten somit zu irreführenden Kaufentscheidungen und lenken den Blick von eigentlich komplexeren Problemen ab.

Informationen für Ihre Ranzenparty

Es finden bereits vielerorts wieder Ranzenpartys statt, auf denen den zukünftigen Erstklässlern und ihren Eltern die aktuellen Modelle präsentiert werden. Um bei der Ranzenparty gut informiert und gerüstet zu sein, gibt die AGR die folgenden wichtigen Hinweise.

1. Das Gewicht:

Oftmals wird bei sehr leichten Ranzen an wichtigen ergonomischen Details gespart, denn irgendwo muss das fehlende Gewicht kompensiert werden. Deswegen sollte das Gesamtpaket stimmen. Allzu schwer sollte der Schulranzen dennoch nicht sein: Im leeren Zustand sind maximal 1,3 Kilogramm empfehlenswert.

2. Die Fächeraufteilung:

Ein rückengerechter Schulranzen sollte es ermöglichen, dass schwere Gegenstände, beispielsweise durch ein Bücherfach, besonders nah am Rücken verstaut werden. So zieht der Ranzen beim Tragen nicht nach hinten.

3. Die Rückenpolsterung:

Die Rückenkonstruktion ist aus ergonomischer Sicht von großer Bedeutung. Sie muss stabil sein und sich gleichzeitig der natürlichen Form der Wirbelsäule anpassen. Der Ranzen sollte möglichst mittig am Rücken platziert werden. Zudem muss die Polsterung atmungsaktiv und rutschfest sein.

4. Brust-, Hüftgurt und Tragegriff:

Für einen optimalen Sitz am Körper ist ein Brustgurt wichtig. So wird das Herunterrutschen der Träger vermieden. Ebenfalls sinnvoll zur zusätzlichen zentrierten Fixierung ist ein Hüftgurt. Zum bequemen Hochheben sollte der Ranzen zudem über einen Tragegriff verfügen.

5. Der Schulterträger:

Eine gute Polsterung und eine Mindestbreite von vier Zentimetern sind bei den Schulterträgern wichtig, denn auf den Schultern lastet ein Großteil des Gewichts. Außerdem müssen die Schulterträger in ihrer Länge verstellbar sein, um sie individuell anpassen zu können. Die Länge sollte so eingestellt werden, dass der Schulranzen nah an den Schulterblättern getragen wird.

Besonders rückenfreundliche Schulranzen lassen sich am Gütesiegel der AGR auf den ersten Blick erkennen. Alle Modelle von Step by Step sowie Ergo Style, Ergo Style Fun und Ergo Style plus von Die Spiegelburg erfüllen die genannten Kriterien und wurden deswegen von der AGR zertifiziert.

Der rückenfreundliche Schulrucksack

Oftmals finden die Kids im Laufe der Schuljahre den klassischen Schulranzen zu uncool und wünschen sich einen Schulrucksack. Die gute Nachricht: Auch Rucksäcke gibt es mit AGR-Gütesiegel. Sie müssen grundsätzlich die gleichen Kriterien erfüllen wie Schulranzen auch. Zusätzlich ist eine Rückenlängenanpassung wichtig, damit der Rucksack mit dem Kind mitwachsen kann. Bei den größeren Kindern kann zudem das Gewicht über einen Beckengurt besser verteilt werden. Außerdem muss der Rucksack durch einen Tunnelzug manuell nah an den Rücken herangebracht werden und stabil auf dem Boden stehen können.

Die folgenden Modelle sind AGR-zertifiziert:

• Flexline und 2in1 von Step by Step, sehen aus wie Schulrucksäcke und wurden für Kinder ab der 1. Klasse entwickelt.
• Flex Style und Flex Style Fun von Die Spiegelburg
• EvverClevver 2 von Coocazoo.

Bücher für Zwillingseltern

Schulranzen ist ein wichtiges Thema für alle Eltern. Für Zwillings- und Drillingseltern kommen noch weitere Aspekte hinzu, wenn Zwillinge oder Drillinge in die Schule (oder den Kindergarten) kommen. Wir bieten folgende Bücher an:
Zwillinge fit für die Schule ist eine Sammlung von Beschäftigungsangeboten an Kinder von 3 bis 6 Jahren. Zusammengestellt von einer Zwillingsmutter die zugleich Erzieherin ist: Natalie Schmitz.

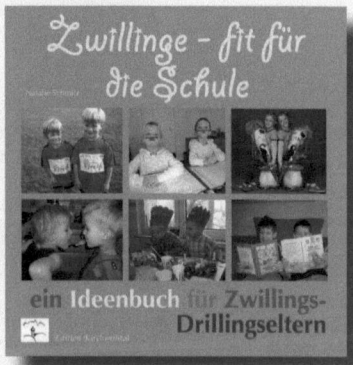

Zwillinge in Krippe, Kindergarten & Schule gibt Eltern Entscheidungshilfen, wenn es um die Trennung in verschiedene Gruppen oder Klassen geht. Hier werden praktisch alle Aspekte behandelt, die mit Kindergarten & Schule zu tun haben. Und es gibt jede Menge Beispiele anderer Eltern.

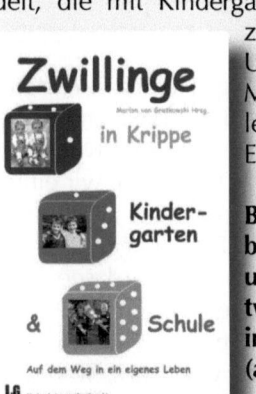

Beide Bücher bekommen Sie unter www.twins.de oder im Buchhandel (auch online)

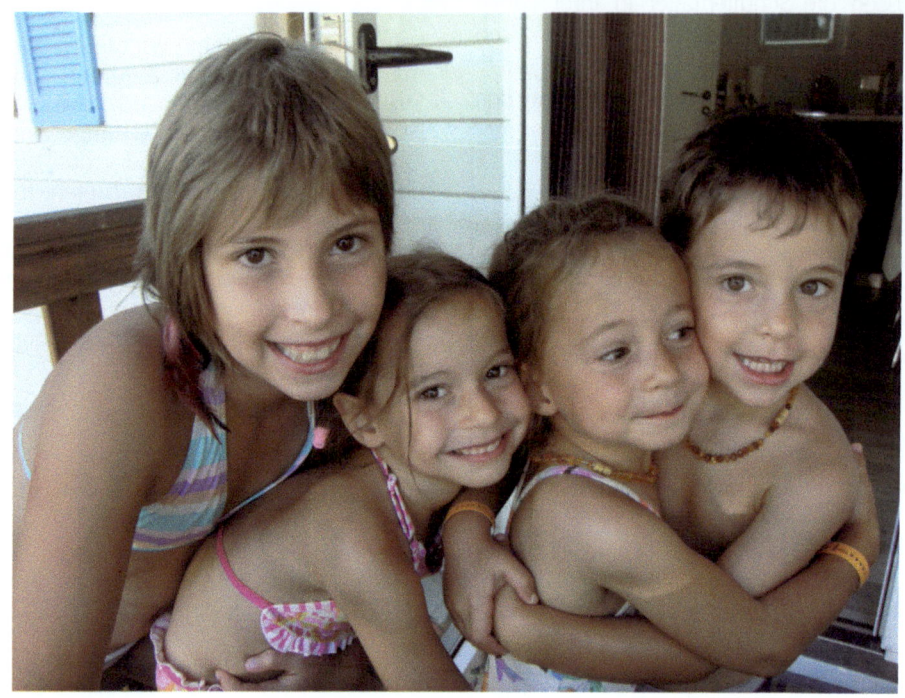

Auf an den Gardasee mit vier Kindern!

Zwillingsfamilie L. wollte in den Ferien mal etwas ganz anderes machen: Die Wahl fiel auf einen Campingurlaub am Gardasee. Und wie man sieht und liest - das war ein toller Urlaub!

Seit unsere Zwillinge Helena und Matteo am 24.11.2012 auf der Welt sind, waren wir immer in Familotels. Das war immer schön, doch für 2016 wollten wir einmal was anderes ausprobieren.

Eine befreundete Familie gab uns den Tipp, doch mal an den Gardasee in ein Mobilheim zu fahren. Unsere vier Kinder Karlotta neun Jahre, Mariella fünf Jahre und die Zwillinge vier Jahre, waren sofort begeistert. Mein Mann Martin hat sich am selben Abend an den Computer gesetzt und was Passendes für sechs Personen gesucht. Schnell fiel unsere Wahl auf den familienfreundlichen Campingplatz Bella Italia in Peschiera am Lago di Garda.

Am 19.8. um circa 22 Uhr ging unsere Fahrt Richtung Süden los. 700 Kilometer

Auf dem Foto oben: Karlotta, Mariella und die Zwillinge Helena und Matteo rechts außen.

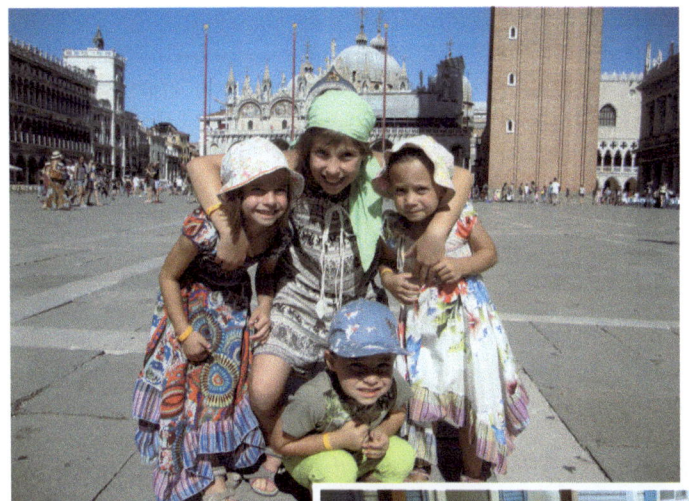

Immer ein tolles Fotomotiv: die vier auf dem Markusplatz in Venedig.

Mal ein ganz anderes „Feeling" - Frühstück auf der Urlaubsterrasse am Gardasee.

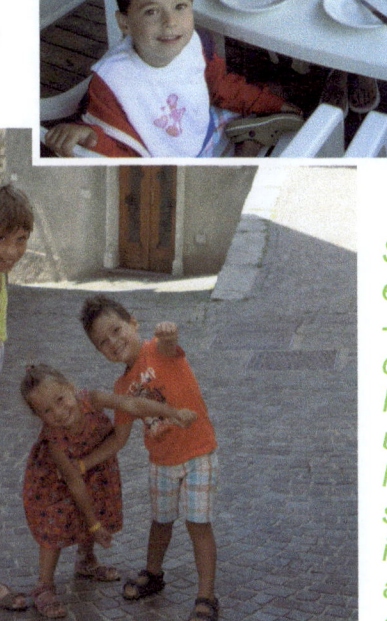

Sightseeing ist ja eher langweilig - doch alle machen mit: Karlotta, Mariella, Helena und Matteo. Die Namen der Kinder sind ja beinahe italienisch ... passt also zum Gardaseeurlaub.

hatten wir vor uns und ich hatte wirklich Bammel vor der langen Fahrt. Doch die Kinder verschliefen, in Kissen gekuschelt, den größten Teil der Fahrt - was für ein Glück! Eine Nachtfahrt ist wirklich sehr zu empfehlen!!!

Wir hatten nur gutes Wetter!

Wir wurden von herrlichem Wetter empfangen. Nach einem guten Frühstück waren die Kinder nicht mehr zu bremsen und wollten sofort die super Poolanlage testen. Es war für jeden etwas dabei, Riesenrutschen für die Großen, verschiedene Wasserfungeräte für die Kleinen. Ein Traum für jedes Kind - unsere wollten gar nicht mehr aus dem Wasser. So blieb das die ganzen 14 Tage.

Besonders positiv empfanden wir auch, dass der Pool flach abfallend tiefer wurde und keinen Treppeneinstieg oder Ähnliches hatte (besonders toll für Krabbelkinder oder Nichtschwimmer).

Auch der Gardasee war zum Baden super, sehr sauber und mit 24 Grad auch angenehm warm. Unsere Zwillinge liebten das Tretbootfahren auf dem See und Karlotta war vom Bananenboot begeistert.

Wir unternahmen aber auch Ausflüge zum Beispiel nach Venedig oder mit vielen Zwischenstops einmal um den See herum. Limone, die Bergdörfer, Sirmione, Malcesine, Salo, Manerba, alles sehr sehenswerte Orte. Doch für unsere Kinder stand das Baden an erster Stelle, es gab für sie nichts Besseres.

Toller Campingplatz für Familien!

Auch unser Campingplatz ist für Familien sehr zu empfehlen. Sehr sauber und gepflegt, zu 98 Prozent von Fami-

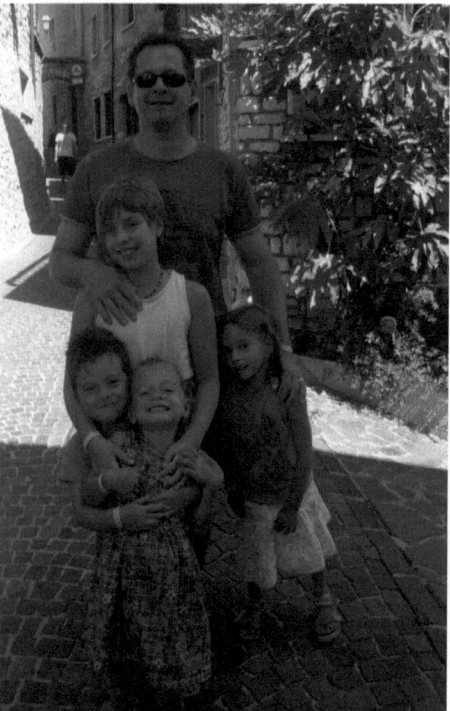

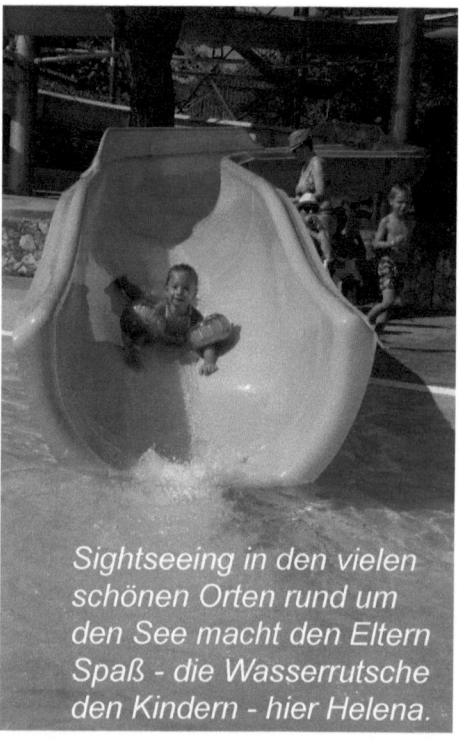

Sightseeing in den vielen schönen Orten rund um den See macht den Eltern Spaß - die Wasserrutsche den Kindern - hier Helena.

lien gebucht, an jedem Eck Spielplätze, Einkaufsmöglichkeiten, Pizzerien und Eisdielen. Natürlich gab es auch Kinderbetreuung, die haben wir aber nicht genutzt, wir sind froh, wenn wir Zeit für und mit unseren Kindern haben.

Die gesamten zwei Wochen hatten wir phantastisches Wetter und konnten den ganzen Tag im Freien verbringen. Es war auch Ende August noch sehr warm, aber auch nicht zu heiß.

Auch finanziell ist ein Urlaub auf dem Campingplatz für große Familien sehr interessant (vor allem am Ende der Sommerferien).

Unser Mobilheim war schon etwas älter und dadurch abgewohnt, aber das nächste Mal werden wir früher buchen und dann hoffentlich noch ein etwas Besseres erwischen.

Unser Resümee:

Die Urlaubsregion rund um den Gardasee ist für Familien wunderschön. Man hat sehr viele Möglichkeiten, etwas zu unternehmen.

Auch der Campingplatz Bella Italia hat keine Wünsche offen gelassen. Noch heute schwärmen die Kinder von unserem „kleinen Häusle" und begrüßen uns mit „Buongiorno Bella Italia".

Gute Adressen für einen Urlaub am Gardasee

- www.gardasee.de

- www.gardasee.com

- www.garda-see.com

- www.visitgarda.com

- www.gardasee-domizil.de

- www.am-gardasee.com

- www.gardasee-info.com

- www.campingfuehrer.adac.de

Und wenn es den Kindern gefällt, ist es für die Eltern auch entspannt.

Herzliche Grüße vom Hohenloher Land - Kristine und Martin L. mit Karlotta, Mariella und den Zwillingen Helena und Matteo

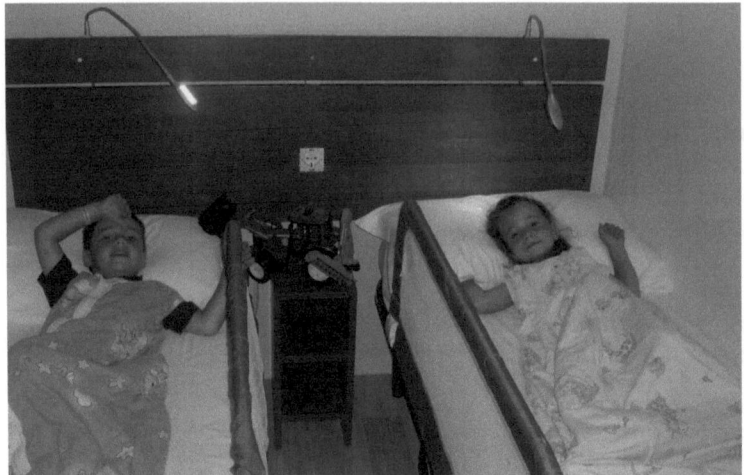

So gemütlich waren die Zwillinge Matteo und Helena untergebracht. In diesem Jahr soll es noch komfortabler werden.

Bisher erschienene Ausgaben von
ZWILLINGE – *das Magazin*

Folgende Ausgaben unserer neuen Zeitschrift sind jederzeit & immer zu haben unter www.twins.de und auf allen gängigen Internet-Buchbestell-Portalen. Als Buch für 9,90 €, als E-Book für nur 7,99 € (nur bis Ausgabe 17). Von Ausgabe 01 bis inklusive Ausgabe 20 wurde das Magazin unter dem Titel: „Das neue ZWILLINGE Magazin" veröffentlicht. Danach haben wir die Zeitschrift umbenannt, damit sie im Internet besser gefunden wird.

- Das neue ZWILLINGE Magazin - Ausgabe 01: ISBN 978-3-927058-22-4 (print 9,90 €)
- Das neue ZWILLINGE Magazin - Ausgabe 02: ISBN 978-3-927058-25-5 (print 9,90 €)
- Das neue ZWILLINGE Magazin - Ausgabe 03: ISBN 978-3-927058-28-6 (print 9,90 €)
- Das neue ZWILLINGE Magazin - Ausgabe 04: ISBN 978-3-927058-32-3 (print 9,90 €)
- Das neue ZWILLINGE Magazin - Ausgabe 05: ISBN 978-3-927058-36-1 (print 9,90 €)
- Das neue ZWILLINGE Magazin - Ausgabe 06: ISBN 978-3-927058-53-8 (print 9,90 €)
- Das neue ZWILLINGE Magazin - Ausgabe 07: ISBN 978-3-927058-60-6 (print 9,90 €)
- Das neue ZWILLINGE Magazin - Ausgabe 08: ISBN 978-3-927058-65-1 (print 9,90 €)
- Das neue ZWILLINGE Magazin - Ausgabe 09: ISBN 978-3-927058-67-5 (print 9,90 €)
- Das neue ZWILLINGE Magazin - Ausgabe 10: ISBN 978-3-927058-73-6 (print 9,90 €)
- Das neue ZWILLINGE Magazin - Ausgabe 11: ISBN 978-3-927058-79-8 (print 9,90 €)
- Das neue ZWILLINGE Magazin - Ausgabe 12: ISBN 978-3-927058-82-2 (print 9,90 €)
- Das neue ZWILLINGE Magazin - Ausgabe 13: ISBN 978-3-927058-84-2 (print 9,90 €)
- Das neue ZWILLINGE Magazin - Ausgabe 14: ISBN 978-3-927058-90-4 (print 9,90 €)
- Das neue ZWILLINGE Magazin - Ausgabe 15: ISBN 978-3-927058-93-4 (print 9,90 €)
- Das neue ZWILLINGE Magazin - Ausgabe 16: ISBN 978-3-927058-95-8 (print 9,90 €)
- Das neue ZWILLINGE Magazin - Ausgabe 17: ISBN 978-3-927058-97-2 (print 9,90 €)
- Das neue ZWILLINGE Magazin - Nr. 18: ISBN 978-3-927058-99-6 (nur print - 7,99 €)
- Das neue ZWILLINGE Magazin - Nr. 19: ISBN 978-3-927058-39-2 (nur print - 7,99 €)
- Das neue ZWILLINGE Magazin - Nr. 20: ISBN 978-3-927058-43-9 (nur print - 7,99 €)
- ZWILLINGE - DAS MAGAZIN - Nr. 21: ISBN 978-3-927058-46-0 (nur print - 7,99 €)
- ZWILLINGE - DAS MAGAZIN - Nr. 22: ISBN 978-3-743141-65-0 (nur print - 7,99 €)
- ZWILLINGE - DAS MAGAZIN - Nr. 23 noch nicht erschienen (nur print - 7,99 €)
- ZWILLINGE - DAS MAGAZIN - Nr. 24 ISBN 978-3-7431-6633-2 (print 7,99 €)
- ZWILLINGE - DAS MAGAZIN - Nr. 25 ISBN 978-3-7431-7302-6 (print - 7,99 €)
- ZWILLINGE - DAS MAGAZIN - Nr. 26 ISBN 978-3-7448-1375-4 (print - 7,99 €)

**Jedes Magazin (Buch) 9,90 € portofrei im Internet oder plus Porto 1 €
über www.twins.de - bis Ausgabe 17 auch als E-Book auf Amazon
& anderen Portalen. Ab Nr. 18 nur noch in print-Version für nur noch 7,99 €.
Und ab Nr. 24 wieder zusätzlich als E-Book für 5,99 €.**

**Nächste Ausgabe: ZWILLINGE - DAS MAGAZIN -
Ausgabe 28 = Sept./Oktober 2017 voraussichtlich ab 25. Sept. 2017*)**

*) da das Heft bei Books on Demand produziert wird, können wir keinen definitiven Termin für das Erscheinen angeben, da wir auf die Produktionszeiten von BoD keinerlei Einfluss haben.

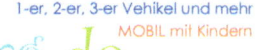 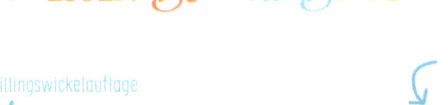
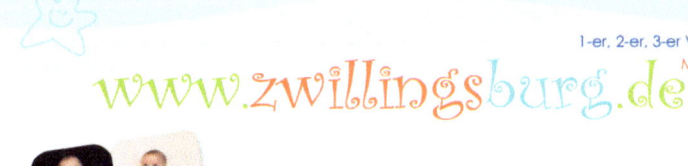
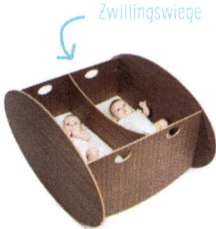

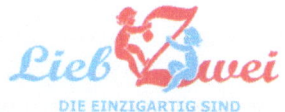
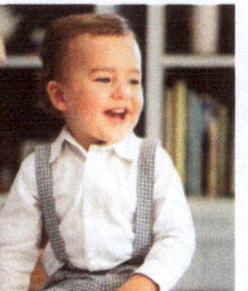
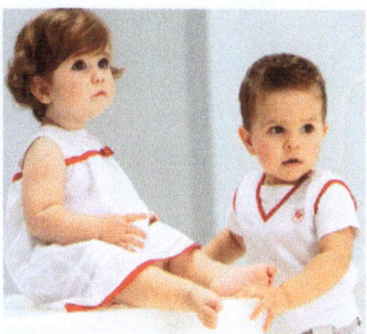
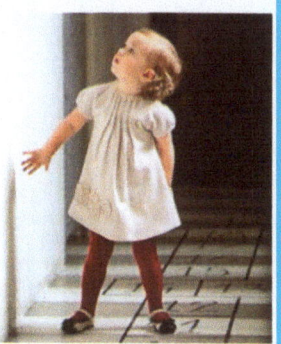

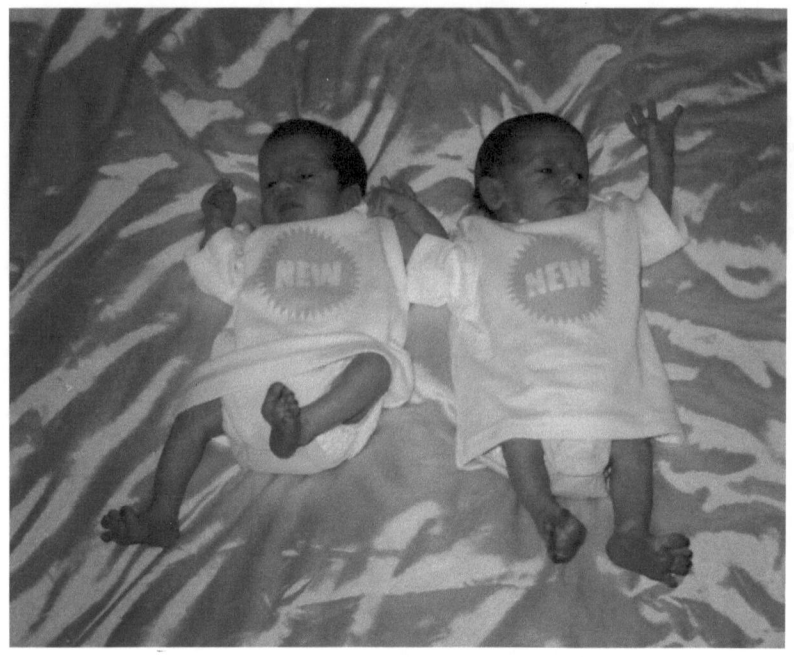

Gerade gelandet: Felicia und Frederik*)

Nix zum Lachen? Doch - ein Witz ...

Wie beruhigend ...

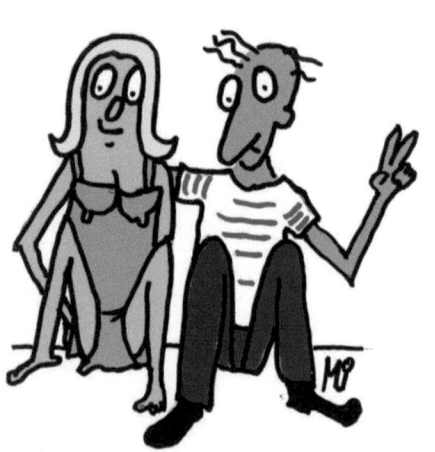

Herr K. sitzt seufzend beim Frauenarzt seiner Frau.

„Drei Jahre bin ich jetzt verheiratet", sagt er. „Im ersten Jahr gab es eine Tochter, im zweiten Jahr Zwillinge und jetzt Drillinge. Wie soll das bloß weitergehen?"

„Keine Sorge", tröstet ihn der Doktor. „Sechslinge sind das höchste, das bisher erreicht wurde."

*) haben Sie auch etwas Lustiges für diese Seite? Schicken Sie es einfach an
info@twins.de